EL MOMENTO FREUDIANO

EL MOMENTO FREUDIANO
Nueva edición con prólogo de André Green

Christopher Bollas

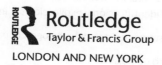

Routledge
Taylor & Francis Group

LONDON AND NEW YORK

Primera publicada por Karnac Books Ltd: 2007

La presente edición publicada por Routledge: 2018

2 Park Square, Milton Park, Abingdon, Oxon, OX14 4RN
52 Vanderbilt Avenue, New York, NY 10017, USA

Routledge es una marca del Grupo Taylor & Francis, una empresa de informa

Título original: *The Freudian Moment* © 2007 Christopher Bollas

Esta traducción copyright © 2015 Taylor & Francis

Traducción de: José María Ruiz Vaca

En la Biblioteca Británica consta un registro del catálogo CIP para este libro.

ISBN: 978-1-91044-400-9 (libro de bolsillo)

ÍNDICE

AGRADECIMIENTOS

Gracias a Michael Eigen, director de *Psychoanalytic Review* y a la *National Psychological Association for Psychoanalysis* por autorizarnos a publicar "Perceptive identification", que se publicó en *Psychoanalytic Review*, 93(5), octubre de 2006, pp. 713–717.

Gracias al Dr. André Green y a la P.U.F. por su autorización para la reimpresión de "De l'interprétation du transfert comme résistance à l'association libre", en Green et al. (2006) *Les Voies Nouvelles de la Therapeutique Psychoanalytique*, París.

SOBRE LOS AUTORES

Christopher Bollas es miembro de la British Psychoanalytical Society, Los Angeles Institute and Society for Psychoanalytic Studies y ESGUT (European Study Group of Unconscious Thought). Es miembro honorífico del Institute for Psychoanalytic Training and Research.

Vincenzo Bonaminio es analista formador y supervisor de la Asociación psicoanalítica italiana y profesor del Instituto de Neuropsiquiatría infantil de la Universidad de Roma ("La Sapienza"). Tiene una consulta privada en Roma.

El momento freudiano y la teoría kleiniana

André Green

Desde que Masud Khan nos presentara hace ya muchos años, a Bollas y a mí nos ha unido una gran amistad. He seguido su carrera profesional muy de cerca desde entonces y, con los años, me ha parecido que el pensamiento de Bollas ha marcado el psicoanálisis contemporáneo gracias a los libros y artículos que ha publicado. Todos ellos han tenido un impacto considerable y no hay ningún analista bien informado que no esté familiarizado con ellos. "El objeto transformacional" (1979), *La sombra del objeto* (1987), y *Fuerzas del destino* (1989), se cuentan entre los clásicos del psicoanálisis actual. Durante todo este tiempo, Bollas y yo nos hemos mantenido en contacto de forma habitual y siempre hemos tenido una muy buena relación.

Basta consultar su bibliografía para observar que, al igual que yo, él se refiere a sí mismo como freudiano y, sin embargo, es, sin duda, uno de los autores más innovadores del psicoanálisis contemporáneo. Esta misma obra, la más reciente que ha aparecido en francés, lo confirma de manera inequívoca. Bollas considera que el "Momento freudiano" debe ser considerado desde un punto de vista bioniano como una *realización* de una preconcepción inconsciente del psicoanálisis. Sin embargo, lejos de ser reconocida de inmediato, esta toma de conciencia se ha visto sometida a fluctuaciones y puede observarse que, en ocasiones, esta adquisición decisiva se ha visto eclipsada. No obstante, el cambio logrado ha alterado definitivamente nuestra concepción del hombre. La fecha de esta adquisición—el Momento freudiano—coincidió con el descubrimiento de las armas de destrucción masiva, un momento trágico en el que la amenaza de autodestrucción generalizada se convirtió en una realidad.

Algunos conceptos, como la pulsión de muerte, dejan de ser significantes y se convierten en signos, es decir, pasan a ser las armas en la guerra de las ideas. Bollas aboga por el pluralismo, que se corresponde con un fenómeno de metasensualidad. Freud utilizó tres modelos: (1) el trabajo del sueño, (2) el modelo topográfico y (3) el modelo estructural. Cada uno de estos modelos ofrece la posibilidad de interpretar el material del analizando desde una perspectiva diferente y de este modo se consigue enriquecer nuestra capacidad perceptiva.

Bollas no teme cuestionar determinados dogmas contemporáneos. Un ejemplo de ello es la teoría del "aquí y ahora", erigida como clave de la interpretación, que termina asumiendo una coloración casi dogmática. En su opinión, con esta teoría se impulsa al analizando para que resista la búsqueda del proceso de asociación y esto lo interpreta entonces el analista erróneamente como un signo de transferencia negativa. Esto nos impide ver el hecho de que el analista, y sólo él, es responsable de este fracaso del proceso analítico.

¿Se puede objetar que la asociación libre es un requisito imposible de cumplir, sobre todo si tenemos en cuenta que muchos pacientes limítrofes son incapaces de abandonarse a ella? Aquí debemos volver al fundador de la idea del análisis clásico, al propio Freud. Cada analizando que habla con su analista participa de facto en una *asociación libre*. La posición que exige la actitud analizante siempre implica un retorno al cuerpo materno (Pontalis). Existe, pues, un orden materno y un orden paterno (Bollas) de la transferencia, y el segundo se caracteriza por la lucidez y la socialización gracias al *conocimiento*. El niño es un producto de la integración inconsciente de ambos.

Esto no implica que estemos desvelando un secreto, sino simplemente se trata de un respeto por la narrativa de lo cotidiano. Lo que tiene valor es la cadena de asociaciones, no una u otra revelación vista de manera aislada. La mejor solución consiste en poner el inconsciente del paciente en perspectiva en asociación con el *autoanálisis del inconsciente del analista*. El analista debe evitar dar demasiada importancia a la reflexión, la expectativa y la memoria. Esto es lo que Bollas llama el "par freudiano" *sin prejuicios*, es decir, sin ningún tipo de fetiche concreto (un exceso de confianza en la posición del yo, de la transferencia, etc.)

Hoy en día se da demasiada importancia a una "conciencia hipertrofiada", más que a los vínculos inconscientes y se alega que la práctica clínica actual fomenta dicha revisión, lo que aún está por demostrarse. Bollas cita a Freud, quien propuso la idea de hilos entrelazados en una combinación infinita. Es evidente que el origen de esta resistencia se encuentra en las posiciones ideológicas adoptadas por el analista, que atrae a su paciente en la estela que va dejando.

Todas las observaciones anteriores son resultado de un intercambio entre Bollas y Vincenzo Bonaminio quien, haciendo de abogado del diablo, presenta a su interlocutor todos los argumentos de un objetor moderno. La precisión y la sutileza de las respuestas de Bollas son admirables; nunca fuerza su posición hasta el punto de parecer que toma partido. Es cierto que las posiciones de Freud no son suficientes para proporcionar todas las respuestas, así que, con frecuencia, Bollas cita a otros autores contemporáneos, particularmente a Bion, de cuyos conceptos suele hacer uso a menudo. Aparte de la asociación libre, de los otros factores que puedan desempeñar un papel en la comunicación habla con cierto cuidado. Habla, por ejemplo, de la influencia de su formación en crítica literaria y en filosofía, citando a Gilbert Ryle.

La división en categorías se inspira en las ideas de Ryle y la transferencia es una de esas categorías. Con ello tenemos el esquema de lo que se puede llamar el pensamiento categórico.

Resulta igualmente importante tener en cuenta cómo el inconsciente y su comprensión llegan a la mente consciente. Bollas plantea la hipótesis de la percepción inconsciente, es decir, el efecto de un inconsciente en otro, que está relacionado con el efecto del inconsciente de la madre en el niño y con la construcción arquitectónica del *yo* (lo conocido no pensado), así como con el concepto de las presentaciones-cosa, anteriores a las presentaciones-palabra.

La madre es un objeto *transformacional* que el orden paterno consigue completar.

Bollas dirige su atención a la situación del preconsciente, cuya complejidad y riqueza le son harto conocidas, y atribuye al preconsciente un cierto uso de la negación (pero no es algo equivalente a lo que está reprimido en el inconsciente y, posteriormente, vuelve a la conciencia).

Aquí pueden identificarse dos categorías: lenguaje y sonido, que se relacionan con el significado y la voz. La estructura vocal está compuesta de diversos componentes. Bollas recurre aquí a una de sus metáforas favoritas, a la analogía con una sinfonía y a las diferentes líneas instrumentales de las que consta una partitura. Es evidente que, en la metáfora orquestal, hay una interacción de diferentes regiones de la mente y del cuerpo y que se presta mucha atención a la estructura secuencial de la comunicación.

Esto le lleva a la teoría de los afectos. Sin embargo, debe resistirse a la idea de la transferencia como categoría globalizadora. La transferencia es una forma de pensar y pertenece a la categoría de lo relacional y lo imaginario, que deben diferenciarse. Bollas nos recuerda que Freud subrayó la importancia de seguir la deriva del inconsciente del paciente. Deriva, pulsión, impulso, presión. La desviación actual del psicoanálisis nos obliga a reconocer que existe la polémica. Hay quienes defienden la posición clásica freudiana como un objetivo que nunca se debe perder de vista y quienes destacan la visión distorsionada de este método para probar su supuesta inaplicabilidad, lo que nos obliga a tener en cuenta nuevos parámetros.

La referencia que hace Bollas al placer es rebuscada, al hacer del entendimiento una forma de placer. Una vez más, esto está ligado al orden materno y también a la referencia al otro. El otro es a la vez el objeto y lo que constituye la intersubjetividad interna. Debemos esperar a que todo esto se armonice, de ahí la importancia que tiene el hecho de que el analista adopte una actitud adecuada (de receptividad atenta y benevolente), que evite una prisa innecesaria.

Con ello hemos llegado al final de esta conversación entre Bollas y Bonaminio, que nos ayuda a captar la riqueza potencial de la teoría psicoanalítica. Estos dos primeros capítulos conforman un todo coherente y bien argumentado y deben leerse como la expresión de una visión teórica del psicoanálisis contemporáneo que sabe de dónde viene—es decir, parte de la teoría clásica freudiana—y hacia dónde se dirige. Está enriquecido por hechos clínicos que a veces lo contradicen, lo que a menudo obliga a modificar algunos de sus ejes esenciales. Lo viejo y lo nuevo se dan la mano con el fin de proponer un nuevo modo de pensamiento psicoanalítico que conserva lo esencial de la herencia freudiana y, al mismo tiempo, da cabida a autores contemporáneos que han propuesto modificaciones necesarias e indispensables para el pensamiento clínico actual.

Sin ofrecer la misma visión panorámica de los dos primeros capítulos, los capítulos siguientes desarrollan puntos particulares de la teoría. No me extenderé en los detalles del concepto de "identificación perceptiva", que es un complemento de la teoría de la identificación proyectiva de Bion. Con este concepto se da importancia a la capacidad del *yo* de percibir el objeto como una cosa en sí. Aquí nos escapamos de la prisión de la proyección, en la que la percepción se limita al modo proyectivo de funcionamiento y accede a una concepción del amor del objeto por sí mismo y no para uno mismo. Se puede ver a continuación que la proyección no puede ser el único medio de conocer el objeto, de lo contrario el objeto se reduciría a emanaciones proyectadas desde el sujeto y nunca podría ser conocido en sí mismo. En otras palabras, para Bollas, se mantiene a toda costa una forma particular de separatidad— a saber, la diferenciación sujeto/objeto. Por lo tanto se salvaguarda la posibilidad de reconocer las cualidades específicas del objeto. Ahora queda claro que el motivo de que Bollas defienda este concepto reside en su crítica de la teoría kleiniana, que siempre reduce el conocimiento a una visión subjetiva interpretada por el analista.

La teoría debe ser la parte del psicoanálisis que tiene por objeto hacer surgir las preguntas más fundamentales y tratarlas en el nivel más alto de abstracción, una situación que, por desgracia, se da con demasiada poca frecuencia.

No resulta raro que el lector de Freud se encuentre con lo que considera que es una contradicción con respecto a las visiones anteriores que él mismo había promulgado. De hecho, este cambio indica no tanto que Freud hubiera cambiado de opinión—algo que sucede de vez en cuando—sino más bien que habría modificado su visión anterior de las cosas. Esto fue lo que pasó con respecto a la transición de la primera topografía a la segunda, o a la modificación de su opinión sobre el inconsciente, que perdió el estatus del que había disfrutado hasta 1923. Yo mismo llamé la atención sobre esta innovación, que a menudo había pasado desapercibida para otros autores.

A muchos de los conceptos teóricos de Freud se les hace poco caso debido a que se ignoran estas modificaciones. Por lo tanto, si pensamos en el trabajo del sueño, está claro que pertenece al inconsciente, y lo mismo sucede con su transición al modo estructural. Al principio, la forma y el contenido del inconsciente del niño eran primarios, pero posteriormente, la creciente complejidad de la estructura psíquica dio paso a otros aspectos de la vida psíquica. Esto plantea la cuestión de la importación metafórica de la teoría. La metáfora es un sistema de transferencia o transporte mental (como lo indica su etimología griega; Bollas está en buena posición para saber esto y lo ha entendido).

Ello, superyó y yo—la totalidad de la estructura del aparato psíquico se resume en esto. Observamos constantemente cómo los conceptos psicoanalíticos están contaminados por el regreso de los hallazgos pertenecientes a la vieja psicología de la conciencia. Esto es lo que ocurre con la perspectiva del desarrollo (o genética). Las teorías psicoanalíticas representan formas de percepción y deben ser consideradas como el medio con el que transformamos a nuestros analizandos. A la teoría le sigue la práctica. Aquí Bollas no duda en criticar la técnica kleiniana, obsesionada como está por la transferencia, siempre refiriéndose al analista/objeto. En este sentido, lo mismo que la neutralidad analítica es considerada una ilusión por los analistas de la actualidad, también lo es la concepción interpersonal de la relación analítica, que ahoga la especificidad del inconsciente del paciente en una intersubjetividad que no es más que una fachada. Existe una relativa contradicción aquí entre suponer en la comunicación bilateral analítica que *todo es el inconsciente* y la posición unilateral que se centra únicamente en el discurso del paciente. Es una cuestión de discriminación.

Para Bollas, las teorías se conciben como formas de percepción y organizaciones basadas en la percepción inconsciente.

En la actualidad, sorprende la multiplicidad de escuelas psicoanalíticas que existen. Se requiere que el analista aumente su capacidad perceptiva y exige tener una mente muy abierta. Rechazar otros puntos de vista equivale a una autoamputación y resulta empobrecedor, así que se trata no tanto de demostrar que se es ecléctico sino de dar rienda suelta a una sensibilidad polimorfa. Una teoría muestra el punto de vista que la caracteriza más que lo que ella percibe.

El capítulo final del libro resultará familiar al público francés, ya que este texto fue publicado en francés, en 2006, en *Les Voies nouvelles de la psychanalytique thérapeutique*, una obra que se inspiró en el título de uno de los textos de Freud. Fue precedida por una publicación titulada: "Quitter le courant: de la défaite de la psychanalyse freudienne" (Bollas 2001), en la que ya se anunciaban las ideas del autor.

Se puede tener una idea de la larga historia de las posturas adoptadas por Bollas y de cómo han ido tomando una forma más sólida con el paso del tiempo. El presente artículo lleva la marca de la maduración de los conceptos del autor. Desde la entrevista de Atenas de 2006 hasta el último capítulo de este libro, los pensamientos del autor siguen un mismo hilo conductor.

En este capítulo, el autor compara la concepción freudiana de la transferencia con la que prevalece en la actualidad. Bollas nos recuerda lo que él llama el "Par freudiano", es decir, el analizando que asocia libremente y el hecho de escuchar de forma homogéneamente suspendida del analista, lo que supone una ilustración de la idea de la comunicación de inconsciente a inconsciente. "¿Y qué pasa con la transferencia?" se convierte entonces en la pregunta obsesiva que se plantea a los analistas que trabajan con este modelo. Los analistas se sienten presionados a responder a esta pregunta, sucumbiendo a la ilusión de que este enfoque asegura un contacto más estrecho con el analizando, algo que creen que resulta en perjuicio de todo lo demás.

Esta situación se ve agravada por la regla de interpretar el "aquí y ahora". Desde esta perspectiva, toda la comunicación hace referencia *ipso facto* al analista. Se da por sentado que el material contiene necesariamente una referencia inconsciente al analista. Sin embargo, hay otros puntos de vista posibles, de quienes consideran, por ejemplo, que el "aquí y ahora" se refiere a la transferencia sólo *cuando se trata de la mente del analista*. El "aquí y ahora" no pierde por ello su valor, sino que tiene prioridad cuando se produce de forma espontánea, y no de forma sistemática, a pesar de que no haya que descuidar esa posibilidad.

En otras circunstancias, el analista puede llegar a ser autoritario, alegando tener acceso a significados ocultos y acusando al analizando, que se resiste a sus interpretaciones, de querer destruir el análisis. El analizando se llevará fácilmente la impresión de que la forma de escuchar del analista no es libre, que está bajo la influencia de sus prejuicios. Ni que decir tiene que la percepción inconsciente se resiente en estas circunstancias. Dicho modo de proceder agota el flujo asociativo.

Los adeptos de la visión de que "todo es transferencia" parecen no creer en las virtudes de la asociación libre. Su forma de escuchar crea cortocircuitos con lo que Bion describió de manera elocuente como un estado de ensueño. En cambio, la insistente pregunta "¿Y qué pasa con la transferencia?" se convierte en una especie de resistencia. Y cualquiera que no la responda *de antemano* es culpable de no tener conocimientos acerca de esta manera de trabajar. Tal resistencia se incrementa aún más entre los psicoanalistas en sesiones de grupo, que facilitan los procesos persecutorios.

Así pues, las nuevas referencias se convierten en los criterios que determinan lo que el analista ha comprendido de lo que el paciente le ha dicho.

Estas reflexiones no deben llevarnos a desestimar el valor comunicativo de los diferentes tipos de transferencia. Sin embargo, aunque existen muchas razones legítimas para su uso, puede convertirse en un modo patológico de pensar en lugar de ir en aras de la claridad.

A mi juicio, este ensayo tiene una enorme importancia para el presente y el futuro del psicoanálisis. Es la obra de un artesano magníficamente entrenado en el trabajo del psicoanálisis, que se mantiene a distancia de las supuestas "novedades" del psicoanálisis contemporáneo y no deja que le afecten estas ideas supuestamente modernas. Es un eufemismo decir que la solidez del pensamiento freudiano se ve reforzada con ello, pero sí significa también que las concepciones realmente innovadores, cuando tienen justificación, también encuentran su lugar. No tenemos necesidad de elegir entre lo viejo y lo nuevo. Cuando se piensa al respecto, lo viejo comprende más de lo que es nuevo de lo que parece; y lo nuevo, en muchos aspectos, repite lo viejo. El libro de Bollas es un ejemplo excelente de lo que representa el tiempo para la experiencia analítica. No puede envejecer, ni puede ser completamente nueva.

El momento freudiano es atemporal.

Nota

1. Ha sido una experiencia enriquecedora y un privilegio para mí en lo personal haber traducido tantos libros y comunicaciones de André Green en inglés desde *El Trabajo de lo negativo* en 1999, una obra que fue de particular importancia para él. Cada vez que nos veíamos para trabajar en estas traducciones—o en muchas conversaciones telefónicas o por correo electrónico—siempre resultó de enorme ayuda y estuvo abierto a la búsqueda de las mejores soluciones en inglés, un idioma para el que mostraba una gran sensibilidad.

Andrew Weller

El Momento Freudiano*

Ana de Staal

El prólogo de la edición francesa de El Momento freudiano fue el último texto escrito por André Green pocos meses antes de su muerte. Aunque ya estaba gravemente enfermo, accedió a escribirlo con entusiasmo. Como el propio Green dice en estas páginas, no tenía otra opción: una gran admiración intelectual, reforzada por una amistad afectuosa y duradera le unía a Christopher Bollas y le guió en esta tarea que llevó a cabo con mucho gusto. En este libro, el esclarecedor texto de Bollas y la voz autorizada y lúcida de esta eminente figura ya desaparecida del psicoanálisis forjaron una aleación cuyo efecto sobre la corriente, el adormilado psicoanálisis francés, fue vivificante, por no decir desconcertante, en muchos sentidos.

En Navidad, un poco después de que se publicara la obra en Francia, un psicoanalista conocido hizo circular por correo electrónico, entre varios miles de compañeros de profesión, una felicitación navideña en forma de un largo comentario de El momento freudiano y el prólogo de Green. En el mismo se sumaba a la crítica bollasiana de la interpretación sistemática de la transferencia, y recordaba haber

---

*Traducido al inglés por Shahar Fineberg.

luchado hacía tiempo (y no haber salido del todo indemne) en relación con este tema. Ahora, armado con la obra de Bollas, debidamente suscrita por Green, dejaba reposar algunas antiguas cicatrices en el camino y con sumo gozo concluía deseándonos un feliz 2012 y, en particular, un espíritu más tolerante a la par que más disidente para las décadas venideras.

Al mismo tiempo, un psicoanalista, cuyo manuscrito esperaba yo con impaciencia, me explicó, en estado de estupefacción, que él había abandonado su deseo de publicar: según él, Bollas ya lo había dicho "todo" en definitiva y no había nada más que añadir. A partir de ahora, él se contentaría con continuar su (excelente) trabajo clínico, con la impresión de estar menos solo y ... menos loco. Por otro lado, tres días más tarde, un viejo psicoanalista salió de su apartado retiro en el campo y me envió una carta urgente: el libro de Bollas le había hecho renovar sus vínculos con el psicoanálisis y le había animado a indagar en su experiencia clínica y a relatar su curso en un trabajo que me propuso que yo publicara.

Más adelante, sentados a la mesa de un café en el *Quartier latin*, otros dos eminentes y estimados psicoanalistas (que no eran para nada anglófilos ni anglófonos) me describieron la pasión con la que habían leído otros dos libros de Bollas "que habían sido publicados muy recientemente en francés". Por mucho que yo intentaba decirles que estos textos aún no habían sido traducidos (aunque lo serán, estoy trabajando en ello), insistieron, alegando obstinadamente que sí lo habían sido. Confundido, cambié de tema. Tardé un día en entender lo que había sucedido. Creo que, para ellos, era simplemente como si "Bollas" no fuese Bollas. Algo parecido a la cosa en sí de Kant o a la "O" de Bion, "Bollas" ya estaba allí, siempre había estado allí, esperando ser desvelado y, para ellos, esto ya se había producido. "Bollas" no era ya (¿ya no?) ese Bollas de carne y hueso, ese escritor psicoanalista que vivía en Londres o Nueva York, sino un pensamiento errante que empezaba a llegar a sus pensadores.

Para mí, cuando leí *El momento freudiano*, antes de comenzar a traducirlo, me sentí como si hubiera encontrado algo parecido a un manifiesto a favor de la colección que he fundado y de la que me encargo en Éditions d' Ithaque. Mi meta era ofrecer a los lectores franceses importantes textos psicoanalíticos contemporáneos, escritos en otros idiomas y procedentes de otras culturas. Al hacerlo, quería tratar de abrir algunas ventanas dentro del psicoanálisis francés, que me parecía que no sólo se había cubierto de tablas y había cerrado filas en torno a sus escuelas enfrentadas, sino que, sobre todo, se había visto encerrado en la excelencia de algunas de sus propias producciones, o en la apuesta brillantez de algunos de sus maestros históricos (que, evidentemente, ellos mismos habían leído y, a menudo, traducido en su época). Ahora, tal vez, en la creencia de ser superiores a cualquier otro, nuestro psicoanálisis había terminado abandonando el diálogo con las corrientes extranjeras y no dando importancia en la práctica a lo que estaba sucediendo en el mundo. Se veía que se cerraba sobre sí mismo en un corrillo, con una especie de arrogancia perezosa. Si yo había creado Ithaque, fue en un intento de evitar asfixiarnos bajo los laureles, a pesar de que la lista de grandes autores psicoanalíticos contemporáneos que no habían sido traducidos al francés se estaba haciendo interminable. Ya no estábamos realmente en sintonía con lo que estaba pasando en el mundo y era necesario empezar a cerrar urgentemente esa brecha.

André Green entendió inmediatamente este objetivo, y tan generoso como siempre, sin dudarlo aceptó ponerse manos a la obra redactando el prólogo a la primera obra que apareció en mi colección, en 2007: *Four Discussions*, de W. R. Bion, un texto inédito hasta entonces en francés. Con el prólogo para el libro de su amigo Bion, Green daba la bienvenida en su camino a este proyecto editorial que acababa de empezar, y reiteró su apoyo en 2011, cuando escribió poco antes de su muerte un prólogo para su otro amigo extranjero, Christopher Bollas. Esto viene a demostrar, en mi opinión al menos, la importancia que tenía para Green el florecimiento del pensamiento psicoanalítico en un entorno pluralista, internacional, vigoroso y vibrante. Esto viene a demostrar cuán profundamente estaba de acuerdo con Bollas.

Desde su nacimiento, el psicoanálisis ha sido siempre interdisciplinario y cosmopolita: nunca ha vacilado en codearse con el Otro, en cambiar de idioma, país o continente y sus cabezas pensantes han estado siempre, como Green o Bollas, vigilantes y refractarios ante el sectarismo interno o externo, contra de la primacía del "color local" (como lo llamó Thomas Ogden, inspirándose en Borges). Porque en el fondo, sabemos muy bien *dónde* tiene lugar eso.

Hace dos días, estando con la Sra. Green, hablábamos de las historias de nuestras familias y de nuestro destino como inmigrantes. Hicimos una lista de nuestros orígenes, tan diversos y variopintos: nosotros venimos de Italia, de Holanda, de Portugal, de Egipto, de Túnez, de España, de Polonia, de Argentina, de Benin, etc. Tal vez querríamos haber ido a vivir a Brasil o a Rusia. "Pero," me dijo la Sra. Green, "no importa."

> ¿Os suena este chiste judío?
> ¡Creo que me voy a mudar a Australia!
> ¡Oh, eso esta muy lejos!
> ¿Muy lejos? ¿Muy lejos de dónde?

Paradójicamente, la llamada de Bollas hacia un enfoque pluralista del corpus teórico-analítico, con todo lo que significa en cuanto a complicaciones técnicas (que no son tanto insuperables, en cuanto que son fuentes de inspiración), nos hace medir la coherencia interna y la unidad dentro de nuestra disciplina. El prólogo de Green para el texto de Bollas insiste en los cimientos que nos unen, independientemente de las escuelas de las que procedamos. No podemos olvidar que sabemos *dónde* tiene lugar, no podemos despreciar la presencia protectora y abundante de nuestros buenos objetos internos.

Green concluye su prólogo diciendo que "el *Momento freudiano* pertenece a todos los tiempos". A lo cual yo añadiría: y a todos los espacios.

PRÓLOGO

Versión en español de *El momento freudiano* de Christopher Bollas

Guillermo Julio Montero

El psicoanálisis es una disciplina particular que posee dos vertientes: una vertiente manifiesta y una vertiente latente. La *vertiente manifiesta* hunde sus raíces en el paradigma científico y puede hallarse en libros y congresos, puede aprenderse en las universidades o en grupos de estudio: podría decirse que es algo equivalente a un psicoanálisis «silvestre» porque se da fuera de la experiencia de interacción humana.

Por su lado, la *vertiente latente* es mucho más intangible—casi evanescente—porque mantiene al psicoanálisis en un estado germinal que implica un eterno comienzo: una actividad que se siente más próxima a las iniciaciones místicas, alquímicas y esotéricas de todas las épocas, a las escuelas de sabiduría de la antigüedad, a la religión en todas sus formas, que mundo académico.

Aunque parezca paradójico, esta última vertiente es la que mantiene vivo al psicoanálisis: permite descubrirlo, inventarlo, usarlo, pervertirlo, violarlo, olvidarlo y muchos otros etcéteras todos los días, constituyendo el psicoanálisis «salvaje». «Salvaje», en este caso, como adjetivo coloquial según la sexta acepción del DRAE: *dicho de una actitud o de una situación que no está controlada o dominada.*

El psicoanálisis «salvaje», consiguiente, se apoya en la libido y en la agresión para satisfacerse, promoviendo una perspectiva opuesta a la del psicoanálisis silvestre, más próximo a la vertiente manifiesta. Esta vertiente latente del psicoanálisis implica una tensión de negociación constante entre el esfuerzo silvestre de dominación y el deseo salvaje de liberación que no debería integrarse nunca.

Quizás, a lo largo de toda la historia de la humanidad, detrás de cada una de las prácticas específicas a las que aludo, haya habido un intento equivalente, tanto para aprehender como para expresar eso que el psicoanálisis logró captar con el espíritu y el lenguaje del Siglo XX, algo que Christopher Bollas denomina «el momento freudiano».

Porque el psicoanálisis es, fundamentalmente, una práctica, y como tal, no alcanzan todos los libros que se han escrito en los más de cien años de historia que posee, para dar cuenta de ella: para saber del psicoanálisis hace falta vivirlo, es decir transpirarlo, padecerlo y disfrutarlo, más que aprenderlo. Cada colega en formación descubrirá, inventará, usará, pervertirá, violará, olvidará y muchos otros etcéteras el psicoanálisis todos los días. Lo mismo le sucederá a cualquier analizando lego en psicoanálisis, aunque éstos suelen tener una libertad esencial mayor que la de nuestros colegas: están menos contaminados o saturados de significados.

Este tipo de práctica es la garantía de la vigencia del psicoanálisis «salvaje», el signo de su continuidad y de su transmisión, es lo que lo aleja del así llamado «sentido común»—ese auriga profesional que conduce directamente al cementerio, en lugar de recordar la condición de mortalidad que otorga plenitud a cualquier esfuerzo humano—.

Para devenir psicoanalista y para devenir analizando, entonces, es imprescindible que todos los etcéteras a los que aludo estén operando simultáneamente. Quizás también sea ésta una definición tentativa del psicoanálisis didáctico, no solo del psicoanálisis en general.

Pero, como siempre, toda aseveración también contiene alguna excepción como norma: precisamente eso que hace que la experiencia de comunicar sea tan transformadora. Y en este caso la excepción es Bollas, porque la lectura de su obra permite la participación en el ejercicio de «percibirlo» trabajando en libertad con su propio inconsciente en sintonía con el inconsciente del paciente. Y, cosa extraña, consigue transmitirlo a través de un libro.

Bollas destituye en lugar de instituir, subvierte en lugar de establecer, y esto sucede a lo largo de toda su obra. Muestra que una transformación auténtica—en el analizando y en el psicoanalista, porque la garantía de la transformación del analizando la otorga también la propia transformación subjetiva del psicoanalista, más que cualquier otra evidencia—sólo puede operarse a condición de que el psicoanalista esté en sintonía con el fluir errático de las asociaciones que se irán configurando ... como evidencia del incesante pulsar inconsciente recíproco.

La insurrección de Bollas, entonces, implica exponerse él mismo no sólo como fuente sino como objeto de la transformación, algo que cambia el vértice desde el cual puede considerarse la experiencia psicoanalítica.

Así, un libro cobra un sentido renovado: algo poco frecuente, porque de dispositivo «silvestre» en su origen, se transforma en operador «salvaje». Y entonces sí, un libro también puede promover el psicoanálisis «salvaje», integrando la vertiente manifiesta que deja de ser un esfuerzo de dominación, con la vertiente latente que la legitima desde la práctica.

Leer Bollas es internarse en el laberinto donde el deseo de perderse ayuda a poder encontrarse (muy lejos del sentido común).

Etcétera.

Guillermo Julio Montero
Buenos Aires, Argentina

INTRODUCCIÓN

Vincenzo Bonaminio

Las entrevistas, conversaciones y ensayos que forman parte de este libro tuvieron lugar en 2006. Aportan luz sobre las consideraciones más recientes de Bollas en relación con el pensamiento inconsciente y, en particular, sobre su opinión de que tenemos que reconsiderar la articulación inconsciente.

Por invitación de la Federación Europea de Psicoanálisis (FEP) entrevisté a Christopher Bollas en abril de 2006 durante la Conferencia de Atenas. Dado que el texto necesitaba ser traducido para la Conferencia, llevamos a cabo la entrevista por correo electrónico. Atrajo tanto la atención de los asistentes que acordamos hacer una continuación, que constituye el segundo capítulo de este libro.

"¿Qué es la teoría?" es una conferencia pronunciada por Bollas en el Congreso Anual de la Federación Internacional de Educación Psicoanalítica (FIEP) celebrado en Pasadena (California) en noviembre de 2006. Allí recibió Bollas el Premio Hans Loewald por sus destacadas contribuciones al psicoanálisis y su conferencia fue pronunciada como parte de esa celebración. Junto con su ensayo "La identificación perceptiva", aborda no sólo la cuestión de cómo la teoría constituye una forma de percepción inconsciente, sino también cómo un objeto de percepción tiene cualidades objetivas que están abiertas para ser aprehendidas de forma inconsciente. En "Sobre la interpretación de la transferencia como resistencia a la asociación libre", nos encontramos con variaciones sobre los temas de los capítulos anteriores, ahora organizados para presentar una crítica devastadora de un exceso de la técnica psicoanalítica—la interpretación de la transferencia aquí y ahora. El ensayo fue seleccionado por la Asociación Psicoanalítica Alemana (DPV y DPG) para ser objeto de debate en su Congreso Anual de marzo de 2007.

Esta colección revela algo de la profundidad, el alcance y el entendimiento creativo del pensamiento de Bollas, que aquí se presenta en gran medida como "trabajo en elaboración".

Conocí a Christopher Bollas en 1977. Fue por invitación de Andreas Giannakoulas, quien, junto con Adriano Giannotti, había creado un programa de formación en psicoterapia psicoanalítica de niños y adolescentes en la Universidad de Roma. El programa ha estado funcionando desde 1976 y destacados psicoanalistas han visitado el Instituto de Neuropsiquiatría Infantil para contribuir con su experiencia en la formación clínica de los alumnos. Entre ellos, Paula Heimann, Frances Tustin, Marion Milner, Adam Limentani y el propio Christopher Bollas han dejado las huellas más perdurables de su influencia en lo que ha pasado a ser *nuestra tradición clínica* a lo largo de los años.

Christopher Bollas era en ese momento un psicoanalista joven y brillante (muchos de nosotros éramos entonces estudiantes, incluso más jóvenes). Él nos impresionó muchísimo con su extraordinaria y seminal ponencia sobre el *objeto transformacional*. Ante un público muy comprometido, presentó una comunicación, que en poco tiempo se convirtió en una especie de contribución "fundacional", en la medida en que nos ayudó a concebir y entender, en una dinámica diferente y más compleja, la relación *inconsciente* y mutua que existe entre madre e hijo (una cuestión que estaba aún en juego para nosotros como analistas del niño *in fieri*), así como la manera en que el objeto afecta e influye en esa "cosa llamada yo". Como él mismo afirmara años más tarde en *Cracking Up*, incluso como sujeto inconsciente todavía estoy formado por el efecto de otro sobre mí. Mi yo recibe una nueva forma dada por el "otro" (Bollas 1995, p. 25).

Para mí, esa ponencia sigue siendo el núcleo, la fuente creativa del desarrollo espectacular que ha logrado su contribución psicoanalítica en diferentes direcciones, principalmente en lo relativo al pensamiento inconsciente. Tanto Paula Heimann como Frances Tustin me comentaron en diferentes conversaciones privadas cuando vinieron a visitar la Clínica a principios de la década de 1980 que, con su perspicaz pensamiento clínico y con su entendimiento conceptual articulado y creativo, Bollas debería ser considerado una *estrella en ascenso, una promesa para el psicoanálisis del futuro.* Pues bien, el futuro ya se ha hecho realidad y la promesa se ha mantenido.

Todos los ensayos de sus libros, desde *La sombra del objeto* hasta *Cracking Up,* se presentaron primero ante un público y una mentalidad italianos. Bollas ha reconocido desde hace tiempo que el otro italiano es el inconsciente receptivo a quien él le habla y, según nuestra experiencia, esto puede ser porque el psicoanálisis italiano, aunque esté al corriente de las numerosas y diversas escuelas de pensamiento analítico, ha permanecido abierto y con una mentalidad independiente.

Todos los libros de Bollas, incluidas sus novelas, están publicados en Italiano. Ha presentado su obra a todas las asociaciones psicoanalíticas italianas, ha dado conferencias y ha supervisado otros trabajos en todo el país. Para nosotros, él forma parte del psicoanálisis italiano, y como celebración de ello digo: Grazie Christopher, la tua è stata una stagione di semina così buona in terra italiana che altri, e nuovi, frutti buoni potranno essere colti anche negli anni un venire.

CAPÍTULO I

Las transformaciones psíquicas

vb: El tema de nuestro Congreso son "Las transformaciones psíquicas en el proceso psicoanalítico". En algunos de sus trabajos más recientes usted sostenía que la llegada del psicoanálisis *en sí* es transformadora, en la medida en que afecta a la evolución de la mente occidental. ¿Le importaría hablar de eso?

cb: Podemos describir la llegada del psicoanálisis como el "Momento freudiano". Cuando Freud inventó el proceso psicoanalítico—el método básico del analizando asociando libremente y lo que Adam Phillips llama de manera tan astuta el analista escuchando libremente (Phillips 2002, p. 31)—, él hizo realidad una búsqueda.

Ya en 2500 a.C. los sumerios tomaron la vida de sus sueños tan en serio que necesitaron y procuraron una interpretación de sus sueños. Podemos pensar en los sueños como la pulsión que hay detrás de una necesidad filogenética de comunicar los sueños, escucharlos e interpretarlos.

La existencia era aterradora y una sola mente no bastaba para pensar sobre la condición humana. El sueño *en sí* debe haber sido una experiencia muy poderosa. Podemos conjeturar que los sueños con frecuencia desbordan la mente, ya que ésta no podría pensar en su contenido, incluso aunque contara con la ayuda de poderosas creencias religiosas que actuaban como contenedores de la ansiedad. Al comunicar el sueño al otro ser humano, el hombre de épocas anteriores sabía que, para sobrevivir a la vida mental, era indispensable contar con la asistencia del otro.

Estamos familiarizados con la teoría de la preconcepción de Bion. Durante miles de años ha existido una preconcepción inconsciente del psicoanálisis. Nosotros (y por "nosotros" me refiero a los seres humanos) hemos estado buscando el Momento freudiano, que *es una realización de esta preconcepción*. Cuando Freud *formalizó* la forma de presentar y recibir los sueños, se dio cuenta de que esta preconcepción filogenética y una relación que habíamos estado buscando durante decenas de miles de años estaban ahora en marcha.

En la prisa comprensible de Freud y de los primeros analistas por comunicar sus hallazgos todas las partes han cometido algún fallo al reconocer plenamente este momento extraordinario. De hecho, hasta que analicemos detenidamente lo que hemos descubierto, no podemos pretender haber conceptualizado el psicoanálisis. Tenemos la preconcepción y las realizaciones intermitentes (sometidas a –K y por lo tanto perdidas por un tiempo), pero el concepto de "psicoanálisis" no está asegurado. El Momento freudiano, sin embargo, cambió a la humanidad para siempre.

Massacio y otros pintores renacentistas descubrieron cómo representar la perspectiva tridimensional y, con ello, las imágenes visuales de nuestro mundo y nosotros mismos cambiaron para siempre.

Shakespeare dramatizó la mente humana y las relaciones humanas de un modo que cambió la forma en que pensamos. Y Freud también lo hizo.

VB: Es interesante que usted dé tanta importancia al psicoanálisis como parte de una necesidad filogenética, llevada a cabo en algunas formas con el fin de asegurar la especie.

CB: El Momento freudiano llegó poco después del descubrimiento de las armas de destrucción masiva que podían eliminar a decenas de miles de personas. Los horrores del siglo XX son una advertencia de que estamos al borde de la extinción. O entendemos a los demás y a nosotros mismos, y encontramos una manera de percibir nuestros conflictos con los demás, de analizar los procesos destructivos, o dejaremos de existir. Creo que con el psicoanálisis se anunciaba la llegada de mejores medios para pensar en los procesos destructivos. Llegó en el momento en que su implantación podría rescatar a la humanidad de la autodestrucción. Así que, de hecho, yo entiendo que el psicoanálisis, como un logro filogenético y evolutivo, nació de la necesidad.

VB: Usted dice que no cree que nosotros hayamos entendido esto plenamente. Por nosotros, ¿se refiere a los psicoanalistas o se refiere a la humanidad? Y si se refiere a que los psicoanalistas no han formado un concepto de esta realización, entonces ¿en qué posición nos deja eso a nosotros?

CB: El Momento freudiano se vio oscurecido inmediatamente por el narcisismo de Freud, por las exaltaciones grandiosas de la década de los primeros analistas y por el entusiasmo del público sobre las características que despertaban un mayor interés, tales como la teoría de la sexualidad infantil. Y, aunque los analistas llevan a cabo a menudo el psicoanálisis, en su trabajo clínico no existe el "psicoanálisis" como profesión. Los psicoanalistas siguen siendo, en primer lugar, psiquiatras, psicólogos o trabajadores sociales. La mayoría de los esfuerzos realizados por crear una profesión libre e independiente se han encontrado con una fuerte oposición, lo cual refleja un fallo en la concepción del psicoanálisis. Además, aunque las escuelas psicoanalíticas de pensamiento sean unos medios de enorme valor para seleccionar nuestros hechos particulares incrustados en la realización y, aunque los escritos de Klein, Lacan, Bion, Winnicott y otros sean fundamentales para la concepción de esta realización, los movimientos psicoanalíticos dificultan el pensamiento. La teoría es muy importante, pero cuando se *utiliza* para los propósitos de –K, cuando usamos las ideas como heraldos de una posición política, entonces las ideas psicoanalíticas se reducen a cosas: a las armas de las guerras psicoanalíticas.

VB: ¿Pero no son estos movimientos, ya sea en el psicoanálisis, la crítica literaria o la filosofía, una parte inevitable de la vida mental? ¿No es esto el choque de ideas?

CB: La intelección y la historia intellectual—como choque de ideas—se encuentran en su mejor momento cuando el choque forma parte de los instintos vitales y la deconstrucción de las ideas a través de la crítica es fundamental para el desarrollo intelectual. Podemos pensar aquí en el concepto de Winnicott del "uso del objeto", en el que debe haber una utilización despiadada de las ideas propuestas y en el que estas ideas se alteran a través del uso que hacemos de las mismas. Para Winnicott, se trata de una característica esencial de la agresión ordinaria. Del mismo modo, cuando usamos algunas de las ideas de Lacan o Klein o Kohut, las *subjetivamos*, y, por supuesto, las cambiamos y algunas partes de su teoría sobreviven, mientras que otras partes se quedan varadas en los márgenes. Sin embargo, esta forma de pensar se basa en el instinto epistemofílico que Freud, ambiguamente, relacionaba con los instintos sexuales (Freud 1909d, p. 245).

Así que, cuando usamos las ideas como objetos intelectuales las subjetivamos y esto forma parte del choque creativo de ideas.

Sin embargo, hay demasiados movimientos psicoanalíticos vinculados al instinto de muerte. En lugar de un choque de ideas, lo que hay es un "genocidio intelectual" (véase Bollas 1992). Un grupo falsifica las ideas de otro y entra en una especie de guerra de clanes. Las ideas significativas dejan de ser significantes y pasan a convertirse en signos, utilizados en dicha guerra como cosas en sí mismas. Cuando un significante se convierte en un signo, se le despoja de su significado y ya deja de tener utilidad. Cuando examinamos los principales movimientos del psicoanálisis podemos ver cómo dichos movimientos privilegian determinados terminus—ahora signos—y, desde mi punto de vista, dicho colapso del orden Simbólico en lo Real destruye el pensamiento.

Igualmente importante, si el psicoanálisis tiene que prestar servicio a la crisis de nuestro tiempo, si hemos de ser políticamente eficaces, entonces tenemos que demostrar la eficacia de una nueva percepción de nuestro propio ámbito político. Por citar la famosa frase de Hannah Segal, "el silencio es el verdadero delito". Con demasiada frecuencia, permanecemos callados ante la corrupción y el comportamiento destructivo que se da entre los analistas y los grupos analíticos.

VB: Entonces lo que está diciendo se refiere, en algunos aspectos, a la cuestión que estamos debatiendo en este Congreso. Según su definición, los movimientos retrasan las transformaciones psíquicas que son posibles dentro del proceso psicoanalítico.

CB: Sí, eso es. Los movimientos psicoanalíticos generalmente (aunque no siempre) se crean en torno a una figura carismática y se convierten en cultos que utilizan las palabras y las ideas de esa figura para mantener unida a su comunidad. De este modo, los movimientos psicoanalíticos contrarrestan la evolución creativa del psicoanálisis. Ellos son una de las características de la pulsión de muerte, porque los movimientos se refugian en enclaves y no invierten en las ideas de otros grupos analíticos o de escritores analíticos individuales.

VB: Usted dice ser pluralista, pero como bien sabe hay muchos psicoanalistas—si no la mayoría—que no estarían de acuerdo con esta propuesta. Se afirma que la visión pluralista busca, a través de un enfoque ecuménico, un tipo de política de inclusión que diluye las verdades fundamentales del psicoanálisis. Desde su punto de vista no se puede ser kleiniano, kohutiano, o analista francés clásico, porque esto va en contra de la ética pluralista. ¿Cómo reacciona ante estas críticas y cómo se vincula esta cuestión con el tema de este Congreso?

CB: Depende de lo que entendamos por teoría. Las teorías son puntos de vista. Cada teoría ve algo que las otras teorías no ven. Son formas de sensación. Lo que nos llega a través de los ojos es diferente de lo que recibimos a través de los oídos. Lo que percibimos de la realidad a través del sentido del olfato es diferente de lo que nos llega a través del tacto. La teoría es un fenómeno metasensual. Hay teorías que son mejores que otras, al igual que es posible decir que la vista se utiliza probablemente con más frecuencia que el olfato en la percepción de la realidad. Con esto quiero hacerle ver que, para mí, el pluralismo, en esencia, es una teoría de la percepción y decir que hay que hacerse kleiniano o lacaniano, y excluir a las otras teorías, es tan absurdo como decir que uno debe convertirse en un defensor del oído, o ser una persona visual, o táctil, u olfativa.

Este problema se vuelve importante cuando se plantean las transformaciones psíquicas en el psicoanálisis. Si desarrollamos nuevas teorías, mejoramos nuestra capacidad perceptiva. Freud tenía *por lo menos* tres modelos significativos de la mente: (1) el modelo del trabajo del sueño, (2) el modelo topográfico y (3) el modelo estructural. A veces, cuando estoy con un paciente, soy consciente de que estoy "viendo" el material del analizando a través del modelo topográfico. Eso me permite considerar ciertas cosas con enorme claridad, en especial la represión y el retorno de lo reprimido. El modelo del trabajo del sueño me permite "ver" cómo el analizando trabaja la experiencia vivida del día en su historia psíquica, que luego se condensa en el acontecimiento del sueño, que posteriormente es deconstruido mediante el proceso de la asociación libre. A su vez, el modelo estructural me permite "ver" cómo el yo es presionado tanto por las pulsiones como por el superyó. Por ejemplo, yo puedo "ver" mejor las formaciones de soluciones intermedias a través de esta teoría en relación con cualquier otra teoría.

Estas teorías residen en el preconsciente del analista y se activarán por la necesidad del analista de ver determinadas cosas en determinados momentos. Así que, si el analista sigue la escuela de Freud, Klein, Bion, Winnicott, Lacan, Kohut y otros, entonces desde mi punto de vista tiene más capacidad perceptual en su preconsciente que un analista que se mantenga dentro de los límites de una sola perspectiva.

Sin embargo, como ya he dicho, creo que muchos analistas se identificarían a sí mismos con un grupo, aunque se hayan convertido de hecho en pluralistas sin saberlo.

VB: ¿Nos podríamos preguntar cómo se puede ser "todas estas cosas"? Seguramente usted podría saber más sobre Kohut que, por ejemplo, un kohutiano. Y un kleiniano de larga tradición sabría más sobre esa forma de ver las cosas. ¿No corre el riesgo de tratar de ser demasiados percibidores? ¿No corre el riesgo de entrar en transformaciones poco profundas basadas en una comprensión superficial de una teoría, pero a costa de no alcanzar una mayor profundidad?

CB: La pregunta es legítima y, de hecho, se trata de una objeción justa. No hay duda de que sé menos de los teóricos que ha mencionado que quienes se encuentran en estos movimientos en su nombre. Sin embargo, yo creo que es posible estudiar sus escritos en profundidad y trabajar con analistas de estas escuelas, para poder entender los modelos básicos que proponen y luego captar una nueva visión en nuestro propio trabajo. De hecho, un riesgo al que nos enfrentamos si permanecemos en una de estas escuelas es al efecto escotomático de la visión canalizada. A menudo van demasiado lejos. En lugar de escuchar al analizando con la mente abierta, lo escuchan buscando algo en particular, ya sea el complejo de castración, el derivado de la pulsión, o la posición del yo.

Tal escucha selectiva hace posibles las transformaciones psíquicas en el análisis en lo que se refiere al modelo analítico. Es decir, se puede trabajar mucho para obtener una mayor orientación hacia la realidad y una adaptación para el yo y se puede apuntar a un cambio psíquico como resultado de esto, pero lo que el facultativo clínico no vería, en mi opinión, es que aunque se haya transformado algo en el ámbito de este hecho seleccionado, se han perdido demasiadas cosas por causa de sus limitaciones. Habrá muchas otras posibilidades de transformación dentro del análisis que no estarán disponibles.

VB: ¿Puede dar un ejemplo de un enfoque técnico que sea tan preocupantemente limitador? ¿Es de suponer que usted se está refiriendo aquí a una transformación negativa?

CB: En la actualidad existe un uso generalizado de lo que se denomina la "interpretación de la transferencia aquí y ahora". Se trata de la visión de que casi todo lo que el analizando le dice al analista es, o bien una referencia al analista o una actuación realizada en relación con el analista, con lo que se trata de un ejemplo de enfoque extremista. Sin duda es cierto que, de vez en cuando, el analizando se *está* refiriendo inconscientemente al psicoanalista y también es igualmente cierto que lo que el analizando dice a menudo es verdaderamente, en el sentido de Austin, un "acto ilocucionario" (Austin 1962, pp. 98–164). La insistencia en que cada uno de estos factores está teniendo lugar en todo momento y en que el analista debe interpretar esto en la transferencia *durante toda la sesión*, adquiere la dimensión semiparanoide del hecho selectivo y lo convierte en una idea de referencia en toda regla. No tengo ninguna duda de que tal perspectiva de escucha derrumba el deseo del analizando de ser comunicativo de manera inconsciente. Esto puede llevar al analizando a retirarse a un enclave con el fin de evitar la intrusión intensa del analista. Dicho retiro es visto por el analista como prueba de la ambición ingratamente destructiva de la transferencia negativa del analizando y, desde mi punto de vista, es una enorme tragedia para el analizando, pero también para el psicoanálisis.

Para mí, no es una cuestión de ser pluralista o no. Se trata más bien de si somos pluralistas o totalitarios. Yo opto por lo primero y creo que lo mismo les sucede a la mayoría de los psicoanalistas. Muchos de los que dicen no ser pluralistas son de hecho pluralistas de acuerdo con esta definición. André Green, por ejemplo, es un buen ejemplo de analista que trabaja a partir de perspectivas múltiples derivadas de los estudios de Freud, Klein, Bion, Winnicott y Lacan, entre otros. Estas perspectivas múltiples, reveladas en sus escritos, se producen en un alto nivel de creatividad. Podríamos dar la vuelta al mundo y nombrar a muchos analistas que hacen lo mismo.

VB: ¿De qué manera facilita un enfoque pluralista las transformaciones psíquicas en el proceso psicoanalítico?

CB: Si tenemos más formas de ver la vida mental y el comportamiento humano, entonces, en mi opinión, la consecuencia lógica será que vamos a ser más eficaces a la hora de trabajar con el analizando. Si nuestro preconsciente almacena múltiples modelos de la mente y la conducta que pueden ser activados por el trabajo con un paciente en particular en un momento particular, entonces nos daremos cuenta de que estamos visualizando consciente o inconscientemente al paciente a través de una u otra de estas lentes. En su ensayo "El inconsciente", Freud escribió "… el *inconsciente* está vivo y es capaz de desarrollarse y mantiene una serie de relaciones con los *preconscientes*, entre ellos el de la cooperación" (1915e, p. 190). Los analistas están facilitando el crecimiento de la mente inconsciente y, mediante el desarrollo de las teorías de la mente, establecen ámbitos perceptivos en el preconsciente que cooperan con el inconsciente.

El analizando sabe inconscientemente de esta cooperación entre nuestras teorías y nuestra vida inconsciente y *siente* esta libertad interior en el psicoanalista y, como consecuencia de ello, es más comunicativo. A su vez, cuando reciben interpretaciones desde diferentes puntos de vista, a continuación las internalizarán y después de dejar el análisis, tendrán no sólo un mayor conocimiento hacia el yo, sino *más formas de mirar* dentro del yo y de los otros.

VB: En su obra, usted vuelve una y otra vez a la teoría de la asociación libre de Freud. De hecho, en su libro *Asociación libre* usted afirma que la asociación libre *hace crecer* al inconsciente, hace que la mente se expanda. Estoy seguro de que usted sabe que muchos psicoanalistas consideran que la asociación libre es un ideal impuesto por Freud que tiene poco de realidad en la clínica. Por ejemplo, a menudo se dice que la asociación libre podría ser objeto de un análisis. Hay quien afirmaría que muchos pacientes, los limítrofes por ejemplo, no pueden asociar libremente. No queremos dejar de lado el tema de nuestra conferencia, así que me gustaría añadir también un último comentario. ¿La asociación libre es muy transformadora psíquicamente?

CB: Como prólogo a mi comentario, creo que es interesante señalar una de las primeras referencias al "análisis clásico". Con frecuencia me había preguntado quién identificó y promovió el análisis clásico. Bueno, no resulta sorprendente decir que fue Freud. En *Nuevas conferencias de introducción al psicoanálisis* (1933a, p. 11) definió el "método clásico" como aquél en el que el analista escucha la lógica de la secuencia presentada por la narrativa del analizando: "Sólo tenemos que seguir el orden cronológico en el que ellos [los enunciados del paciente] aparecieron en el relato del sueño. Eso es lo que puede llamarse el método clásico, en el sentido más estricto (ibid.).

Tal vez tengamos tiempo para especular sobre por qué el interés en la asociación libre se ha reducido históricamente en el psicoanálisis, pero voy a empezar diciendo que cualquier paciente que habla con su analista está, generalmente, asociando libremente. En mis escritos, lo llamo "libre hablar" (Bollas 2002), lo que significa simplemente que el analizando habla de una cosa y luego otra y otra, hace una pausa de vez en cuando y pasa de una cosa a otra en el transcurso de la sesión. Freud consideraba que este cambio de temas aparentemente dispares era una "cadena de ideas" que, en última instancia, revelaba (retrospectivamente) una lógica de la secuencia. Los tejidos conectores de las asociaciones libres residían en los vínculos inconscientes que había entre contenidos manifiestos aparentemente desconectados. Para llegar a ello, el analista debe escuchar con la mente abierta. Si el analista tiene un hecho selectivo que bloquea su escucha, si está sentado en el filo de su asiento esperando hacer una interpretación de la transferencia aquí y ahora, por ejemplo, no sólo nunca oirá las asociaciones libres, sino que las destruirá. Interfiriendo con su escucha, romperá la cadena de asociaciones e impedirá que el analizando piense libremente.

En *El misterio de las cosas* escribí en relación con el cambio psíquico causado por el Par freudiano y creo que vale la pena hablar de esto, ya que tiene que ver con el tema de la conferencia. En resumen, el soñador vuelve a una posición fetal, a una forma temprana de pensamiento y a una relación de objeto temprana, de tal manera que el sueño es la madre. (Pontalis—"Mi hipótesis es que todos los sueños, como un objeto en el análisis, se refieren al cuerpo materno"—1981, p. 29.) Cada noche volvemos al cuerpo de nuestra madre y escuchamos su oráculo, que se presenta *en forma de* sueño.

El posicionamiento que hizo Freud del paciente—echado en el sofá—suponía una fase asombrosa e intermedia entre el pensador durmiente y el pensador despierto. Es una fase entre la vida en el mundo de la madre (o lo que he llamado el orden materno) y la vida en el mundo del padre (o lo que he llamado el orden paterno) (Bollas 1999, pp. 37–39).

Ningún soñador quiere asociarse al sueño. Ellos se contentan con escuchar la historia que tiene el analista sobre su sueño, que no se interpone en la relación del paciente con su propio sueño como un objeto. Pero cuando el freudiano busca descomponer todo el sueño examinándolo por partes, surge una objeción. "¡Déjanos en paz a mí y a mi madre!"

No obstante, el analista no interroga al paciente, lo cual sería una violación demasiado intrusiva por parte del orden paterno.

Ingeniosamente, Freud pregunta por las asociaciones, que están en un sitio intermedio entre los órdenes paterno y materno del pensamiento, entre el mundo del ensueño de la vida dentro de la atmósfera materna y el mundo lúcido de las leyes y la socialización paternas.

Poco a poco, a medida que el paciente se asocia con el sueño, abandona el cuerpo de la madre. Se trata de un acto de separación e individuación particular propio del psicoanálisis. *Se basa en la adquisición de conocimiento*, no en una idea de los méritos de socialización y madurez. Cuando el analista hace una interpretación, inevitablemente en el nombre del padre, se hará únicamente después de un largo periodo de desarrollo individual por parte del paciente a través de la producción de asociaciones.

Esto me lleva a la segunda característica del cambio psíquico. La forma en que el analista freudiano trabaja con el sueño constituye una actividad diaria de trabajo que se encuentra dentro de los órdenes materno y paterno. Con el paso del tiempo, se logra un emparejamiento maduro de la madre y del padre internos, que lleva a *una integración inconsciente de los órdenes materno y paterno en el analizando*.

Así, en el propio núcleo de la técnica analítica en relación con el sueño, podemos ver cómo la comunicación del sueño, las asociaciones con el sueño y las interpretaciones del sueño son transformaciones psíquicas llevadas a cabo por el proceso en sí.

VB: Tanto en *El misterio de las cosas* como en su libro *Asociación libre*, usted presta especial atención a dos párrafos dentro de "Dos artículos de enciclopedia" de Freud. Sé que tiene muchas ideas sobre estos pasajes y me pregunto, ya que son breves, si le importaría leerlos y luego comentarlos.

CB: Por supuesto.

En primer lugar, la asociación libre. Freud escribe:

> El tratamiento se inicia pidiéndole al paciente que se coloque en la posición de un autoobservador atento y desapasionado, simplemente que lea todo el tiempo la superficie de su conciencia y, por un lado, que cumpla con el deber de franqueza absoluta y, por el otro, que no se quede con ninguna idea de comunicación, incluso si (1) siente que es demasiado desagradable o (2) considera que no tiene sentido o (3) que es demasiado poco importante o (4) irrelevante para lo que se está buscando. Se concluye uniformemente que, precisamente, las ideas que provocan estas reacciones mencionadas en último lugar son de particular valor en el descubrimiento de los materiales olvidados. (Freud 1923a, p. 238)

Podríamos pasar horas hablando de esto. La mayoría de nosotros estaría de acuerdo en que la exigencia de franqueza absoluta que hace Freud no es posible, y aquí es donde muchos analistas abandonan el barco alegando que Freud pide demasiado. Creo que la clave se produce en el último pasaje, especialmente cuando él indica que está interesado en oír el material menos relevante.

Vamos a comenzar por esclarecer lo que Freud *no* está pidiendo. Él no busca oscuros y profundos secretos. Más bien *lo contrario*. Pide un relato de lo común o, dicho de otro modo, Freud pide que le cuenten cosas de *lo cotidiano*. A partir del informe de lo cotidiano, el analizando habla libremente porque no se está produciendo nada que tenga una aparente importancia. Irónicamente, como los analizandos dudarían al hablar de temas incómodos y se defenderían contra contenidos mentales que les provocaran angustia, como si tuvieran que defenderse en contra de comunicar lo incómodo, supuestamente hablando de otra cosa, algo que sea aparentemente irrelevante, *con el tiempo* esta conversación revela *ideas inconscientes*.

VB: Si me permite una interrupción, muchos analistas alegarían que, si el paciente estuviera evitando conscientemente desvelar algo que está en su mente, entonces cualquier otra cosa de la que pudieran hablar estaría vacía de significado. Sería una disociación.

CB: Bueno, *podría* ser una forma nula de evitar algo. No quiero afirmar categóricamente que cualquier cosa de la que se hable con el fin de evitar hablar de una idea, experiencia, emoción, sueño o recuerdo incómodo sea inevitablemente algo libremente asociativo. Lo que digo es que *si* el analizando, en su intento de librarse de comunicar tales cosas, habló de lo que sucedió el día anterior, hizo una pausa y luego habló de otra cosa, después hizo una pausa y finalmente pasó a hablar de otra cosa, *en el tiempo psicoanalítico* estaría pensando inconscientemente y se manifestaría una cadena de ideas donde la lógica de la secuencia sería detectable.

Si volvemos un momento a los "Dos artículos de enciclopedia", resulta interesante observar que la identificación que hace Freud de la tarea del paciente es una posición esencialmente modernista y que, en este sentido, Freud es el psicólogo de la modernidad. Él refleja el paso dentro de la cultura occidental desde verdades dispuestas verticalmente—los ámbitos de las ideas elevadas, ya sean teológicas, filosóficas o de la alta política—a verdades que se encuentran en lo común. Por supuesto, resulta imposible identificar un periodo concreto de tiempo en el que la cultura occidental se moviera en esa dirección, pero sin duda la vida de Johnson de Boswell, publicado en 1791, es un hito importante en la tradición humanista ya que fue el momento en que se empezó a ver la importancia de los detalles cotidianos de la vida. Las novelas de Dickens marcan un momento en la historia de la narrativa inglesa en el que los detalles exactos de la vida de una persona normal y corriente y su entorno inmediato se encontraron con la verdad humana. Incluso en la poesía romántica de Wordsworth—no muy alejada del idealismo alemán—vemos que, en un poema como "El viejo mendigo de Cumberland", se exalta la vida de un hombre corriente.

Lo significativo entonces tenía que encontrarse en el ámbito de la vida humana corriente. Habrá quien alegue que la tradición modernista desapareció en el siglo XX, enterrada por el Holocausto. Pero cuando los historiadores franceses de la década de 1950, "Les annanalists", revolucionaron la historiografía al insistir en que se estudiara la forma en la que las personas vivían en sus pueblos, cómo se casaban o se acordaban las relaciones, se comerciaba con los bienes, se llevaban a cabo los asuntos de la vida diaria, estaban dando importancia a lo mismo a lo que Freud se la había dado casi 100 años antes. No busquemos lo que creemos que es lo más exaltado, sino examinemos lo aparentemente trivial o irrelevante. La tradición humanista y la modernista sobreviven.

Sin embargo, no estoy nada convencido de que los psicoanalistas hayan apreciado del todo el genio de Freud al respecto. Por ejemplo, por desgracia no es atípico que los analistas, sobre todo dentro de la tradición de las relaciones de objeto, se quejen de que si un paciente está hablando sobre cuestiones de la vida cotidiana, lo que está haciendo es dejar fuera temas más importantes, o evitando la transferencia, o algo por el estilo. Yo puedo hablar de esto en detalle, si pasamos al siguiente pasaje, que le ruego sea tan amable de leer.

VB: De acuerdo, este es el pasaje en el que Freud describe la tarea del analista cuando escucha las asociaciones libres del analizando.

> La experiencia pronto demostró que la actitud que el facultativo analítico podría adoptar para que le resultase más ventajosa era la de entregarse a su propia actividad mental inconsciente, en un estado de atención homogéneamente suspendida, todo ello con el fin de evitar en lo posible la reflexión y la construcción de expectativas conscientes, de no tratar de arreglar cualquier cosa de lo que oyera particularmente en su memoria y, de este modo, captar la deriva del inconsciente del paciente con su propio inconsciente. (ibíd., p. 239)

CB: Permítanme repetir la última frase, porque creo que todo psicoanalista debería ponérsela en la pared y leerla todos los días. "... y, de este modo, captar la deriva del inconsciente del paciente con su propio inconsciente". ¡La agencia principal del trabajo de psicoanálisis es el *inconsciente*! De hecho, se trata de un trabajo de inconsciente a inconsciente. Esta no es la única vez que Freud hace este tipo de declaraciones, como ya sabemos, pues en su ensayo *fundamental* "Sobre el inicio del tratamiento" en 1913, ya escribió "Mientras estoy escuchando al paciente, también yo me entrego a la corriente de mis pensamientos inconscientes" (Freud 1913, p. 134).

Tomemos nota de su definición del marco mental del analista. El psicoanalista debe "entregarse a su propia actividad mental inconsciente". Bueno, aquellos de ustedes a quienes les guste el zen pueden tomar nota de que no se trata de las palabras de un maestro zen, sino de Freud, que deja muy claro aquí que, en lo que se refiere al yo observador, hay que abandonarlo para entregarse al inconsciente de uno mismo. A diferencia de lo que sucede en el zen, Freud no privilegia este momento, ya que se vacía la mente. Él es consciente de que esta actuación permite una recepción inconsciente por su parte y va a aprender algo, pero lo aprenderá a través de los procesos inconscientes del pensamiento. Vamos a subrayar algo más de lo que dice. El analista tiene que "evitar la reflexión". Tiene que evitar, en la medida de lo posible, "la construcción de expectativas conscientes" y, por último, tiene que "no tratar de arreglar cualquier cosa de lo que oyera particularmente en su memoria". Así pues, tiene que evitar la reflexión, la expectativa y la memoria.

Nos encontramos con Bion antes que Bion.

Yo llamo a la definición de Freud del analizando que asocia libremente y del analista homogéneamente suspendido "el Par freudiano" en reconocimiento del descubrimiento revolucionario de una nueva relación de objeto. Si lo observamos en relación con las necesidades filogenéticas del ser humano, el Par freudiano supone un gran paso adelante en nuestras relaciones de objeto y en el uso creativo de los procesos inconscientes del pensamiento.

Aunque, afortunadamente, para muchos psicoanalistas el Par freudiano es la pieza clave de su imaginación clínica y ellos aprenden del analizando, también es cierto, en mi opinión, que muchos analistas han dejado de lado esta técnica y la han descartado.

He aprendido mucho de mis supervisores sobre la psicología del ego en EE. UU. y de los kleinianos y de los teóricos de las relaciones de objeto en Inglaterra. Estos grupos no trabajan con este modelo sino que, por lo general, en la supervisión de un psicólogo del ego, a medida que comunicara la sesión me pedirían que describiera la posición del yo. Si yo hiciera un comentario, me preguntarían a qué parte del yo se había dirigido el comentario y cómo y en qué forma el yo estaba mediando los derivados del ello y las actuaciones psíquicas del superyó— ¿Dónde se encontraban las formaciones de soluciones intermedias? En Inglaterra, más adelante, me preguntarían *siempre* por la transferencia —¿Cómo y de qué manera se estaba refiriendo el paciente a mí?

El motivo de esta observación es que, al menos mientras enseñaban—y la enseñanza o supervisión es una actividad peligrosa en el psicoanálisis—estos analistas tenían un plan de actuación. Se suponía que yo tenía que estar muy alerta y muy decidido a encontrar lo que ellos pensaban que debía encontrar. La idea de que yo iba a escuchar sin reflexión, expectativa ni memoria estaba descartada en este plan.

VB: De hecho, si yo he entendido lo que usted ha dicho antes, piensa que algunas de las técnicas analíticas en realidad impiden que se lleve a cabo la comunicación inconsciente.

CB: Lamentablemente esto es cierto. Si los analistas tienen en mente que van a interpretar la transferencia en el aquí y ahora, entonces no están ejerciendo el psicoanálisis de una manera ni remotamente relacionada con la propuesta freudiana. Y lo mismo sucede, también, para los analistas que creen que deben escuchar los posicionamientos del yo, o el trabajo del complejo de castración, etc. Lo extraño, en mi opinión, es que los analistas digan que si no pueden seguir la narrativa del paciente, entonces o bien se trata de una "evacuación" o de "un ataque a la vinculación" o se sienten "desbordados" por el material. De hecho, la propuesta de Freud es que *no se deben* seguir los significados a medida que se expresan. De hecho, si el paciente pasa de un tema a otro, con el contenido manifiesto algo desconectado, entonces el analizando está participando efectivamente en el pensamiento inconsciente. Una y otra vez los analistas informarán de que, dado que no pueden seguir el contenido manifiesto, sienten que se produce un ataque a la vinculación.

¡La realidad es que el paciente está pensando!

Los vínculos que importan a Freud son los *vínculos inconscientes* y, si la palabra *inconsciente* ha de tener algún sentido, hay que decir que, por tanto, los vínculos no son entendidos conscientemente *in situ* por el psicoanalista. Sólo *más adelante*, cuando la lógica de la secuencia se afirma a sí misma—y creo que para Freud se trata de una especie de revelación en la conciencia cuando la percepción inconsciente informa repentinamente a la conciencia—el analista puede descubrir los vínculos.

VB: ¿No es posible, sin embargo, que algunos de estos hechos seleccionados que los analistas tienen en mente mientras están con los pacientes sean en realidad más parecidos a las formas del objeto transicional? Podrían estar pensando en la búsqueda de la transferencia, en la observación del yo, o en el seguimiento del complejo de castración y los derivados de la pulsión, ¿pero no podría tratarse de que estos objetos mentales son los medios a través de los que estos facultativos clínicos pueden ampliar su punto de vista con el paso del tiempo?

CB: Puede que así sea. Creo que si el analista favorece un objeto en su mente—y usted ha mencionado algunas de las posibilidades—, entonces la teoría funciona como un fetiche. Se trata de una defensa en contra de la ansiedad de la castración propuesta por el encuentro analítico. Por supuesto, este encuentro puede provocar angustia de castración, especialmente si tiene como objetivo intentar dominar al analizando a través de su trabajo analítico, y si es así, usted tendrá necesidad de su fetiche necesariamente, con el fin de participar en algún tipo de relación con el analizando.

VB: ¿Entonces sostiene que muchos psicoanalistas ya no están trabajando dentro del inconsciente?

CB: Lo que ha ocurrido, con el tiempo, es que los analistas han desplazado los postes de la portería y ahora están trabajando con modelos que dan por sentado que la conciencia del analista puede observar, entender o interpretar el inconsciente del analizando *in situ*. Me permito sugerir que esto es psicológicamente posible sólo si se elimina la teoría del inconsciente de nuestra mente. Desgraciadamente, los *supuestos tácitos* de muchos psicoanalistas revelan un abandono de la creencia en los procesos inconscientes.

Pienso que ahora estamos viviendo dentro de la Teocracia de la Conciencia. Nos encontramos en este nuevo estado una forma de conciencia hipertrofiada en la que el analista funciona como una especie de dios. Está haciendo su mejor papel como un dios observador—dándose cuenta de todo lo que está sucediendo—o un dios que interpreta, pero que es, no obstante, un dios que tiene objetos fetichistas para acompañarle en el acto de dominación del analizando. Me temo que la transferencia se nos ha subido a la cabeza en más de un sentido.

VB: Desde un punto de vista clínico, ¿cómo se puede utilizar la afirmación de Freud? Estoy seguro de que algunos de los compañeros presentes sentirán que les está pidiendo una especie de desapego, o que quizás cree en algún tipo de conexión mística con el paciente. Yo habría pensado también que algunos compañeros de profesión afirmarían que la posición de Freud en 1923 se contradice sin duda con otros escritos suyos y que, a medida que hemos aprendido más acerca de la transferencia y de los trastornos del carácter, por ejemplo la personalidad limítrofe, ese modelo homogéneamente suspendido de Freud es una buena idea, pero todo lo más un ideal y tal vez su propio delirio. Así que, siento centrarme en el tema de la "evidencia clínica" pero, en realidad, ¿qué pruebas tiene usted de que el Par freudiano genere las cadenas de ideas que Freud propone?

CB: Bueno, en primer lugar, esta es la forma en la que siempre he trabajado. Independientemente del analizando—y no importa si la persona es neurótica, limítrofe o esquizofrénica—todas las personas asocian libremente. Ya ve, la teoría de la asociación libre de Freud es, en realidad, si lo pensamos bien, una teoría de la vida mental. Cuando pensamos en algo para nosotros mismos nos movemos de una cosa a otra y a otra siguiendo una secuencia interminable de pensamientos. Es decir, pensamos de forma asociativa.

En *Estudios sobre la histeria*, cuando Freud sigue una determinada línea de pensamiento, alude a su notable densidad y complejidad. Afirma: "La cadena lógica corresponde no sólo a un zigzag, a una línea retorcida, sino más bien a un sistema de ramificación de líneas y, más concretamente, a un sistema de líneas convergentes. Contiene puntos nodales en los que dos o más hilos se encuentran y a continuación, prosiguen como uno solo" (1895d, p. 290). En *La Interpretación de los Sueños*, cuando se busca un sueño sencillo y breve—el sueño de la monografía botánica—le llama la atención claramente cómo la imagen de la monografía botánica "estaba relacionada con el acontecimiento psíquicamente significativo a través de abundantes conexiones asociativas" y manifiesta su asombro: "No sólo la idea compuesta, la 'monografía botánica', sin embargo, sino cada uno de sus componentes, 'monografía' y 'botánica' por separado, liderados por numerosas vías de conexión más y más profundas en la maraña de los pensamientos del sueño" (ibíd., p. 282). En el mismo párrafo, concluye: "Así pues, 'botánico' era un punto nodal regular en el sueño. Había numerosas líneas de pensamiento que convergían en él … [y me voy a la conclusión] … nos encontramos en una fábrica de pensamiento en la que, como en la 'obra maestra del tejedor' [y en este punto cita una estrofa de Goethe, de la cual cito los dos últimos versos] 'Sin ser vistos los hilos están entretejidos/Y una combinación infinita crece'" (ibíd.).

Pues eso. Nuestro inconsciente es una fábrica dinámica de pensamiento que teje líneas "infinitas" de pensamiento que se combinan y crecen. Algunas de las líneas se juntan durante un tiempo y crean puntos nodales y, debido al aumento de su peso psíquico, pueden entrar en la conciencia, pero por supuesto que hay todo el tiempo otras miles y miles de líneas de pensamiento diferentes en este fábrica de ramificaciones que continúan por caminos separados.

Esta combinación infinita de pensamiento en crecimiento es, en mi opinión, la teoría central del inconsciente de Freud y representa claramente un modelo de desarrollo mental.

Así que, volviendo a su pregunta, desde un punto de vista teórico, sencillamente no es posible decir que la gente no pueda asociar libremente porque eso sería lo mismo que decir que no tienen vida inconsciente, y, a menos que estén clínicamente muertos, sí la tienen.

La cuestión, sin embargo, de la forma en que creo que usted la plantea, es ¿cómo puede tener acceso el psicoanalista a estas líneas de pensamiento? Creo que esto es algo que, dentro de unos límites, podemos estudiar para mejorar nuestras capacidades inconscientes como analistas, si entendemos que muchos de nosotros hemos presentado resistencia al Par freudiano. Si reabrimos nuestras mentes a la propuesta de Freud, podemos reunirnos, analizar las sesiones, y ver *después* cómo las sesiones indican líneas de pensamiento. Podemos ver cómo la mente piensa en una secuencia lógica—a pesar de que muchas ideas se den simultáneamente—algunas tienen más peso que otras.

Me he reunido con grupos de unos veinticinco analistas durante unos diez años. Uno de los grupos está en Estocolmo y el otro en Zurich o en Tübingen.[1] Estudiamos detalladamente sesiones procesadas y examinamos cómo el orden narrativo del analizando sigue una cadena de ideas que, pensándolo bien, revela la lógica de los contenidos mentales latentes. Por supuesto, esto es hacer trampa de alguna manera, porque repasamos las sesiones una y otra vez, congelando la articulación inconsciente en un plazo de tiempo limitado pero, de este modo, es posible descubrir las diversas líneas de pensamiento. Esto nos permite ver cómo un paciente está trabajando por sí mismo.

Uno de los aspectos más intrigantes de nuestro trabajo consiste en descubrir que la mayoría de los analizandos hacen preguntas en las sesiones, ya sea explícita o implícitamente. Es como si hubiera una pulsión epistemofílica que plantea cuestiones inconscientes y propone respuestas inconscientes. De hecho, casi de manera invariable, cuando un paciente hace una pregunta explícita el tema siguiente responde a su pregunta. Esto se lo podemos señalar al analizando para presentarles de esta manera a *su* propio inconsciente.

El trabajo en este nivel es bastante común. Uno aplica simplemente La teoría "ab" de Freud, cuando afirma:

> En un psicoanálisis aprendemos a interpretar la proximidad en el tiempo como algo que representa la conexión en el tema en cuestión. Dos pensamientos que se producen en secuencia inmediata sin ninguna conexión aparente forman parte, de hecho, de una sola unidad que tiene que ser descubierta; del mismo modo que, si yo escribo una "a" y una "b" en una sucesión, tienen que ser pronunciadas como una sola sílaba "ab". (1900a, p. 247)

Así pues, si una paciente comienza una sesión y dice que la noche anterior su hija no volvió a casa a su hora y da algunos detalles y luego se queda callada y dice que ella no sabe por qué tiene tanta ansiedad hoy, es posible ver que mediante "ab" (Teoría de la contigüidad secuencial de Freud) ella está vinculando el hecho de que la hija no estuviera en casa a su hora con su ansiedad al día siguiente. Únicamente deben seguirse estas líneas de pensamiento en las sesiones—sin duda son, inevitablemente, mucho más complejas que esto y son captadas inconscientemente por el analista—para hacer observaciones sobre lo que parece ser más significativo.

VB: ¿Así que los grupos de analistas con los que ha estado trabajando han descubierto que, en cada caso, de cada sesión, el analizando asocia libremente?

CB: No. El problema más frecuente con el que nos encontramos, sobre todo al inicio de nuestro trabajo, era que un psicoanalista demasiado activo—especialmente alguien que hace interpretaciones al inicio de la session—destruía la posibilidad de asociación libre.

VB: ¿Entonces usted afirma que es el analista el que impide que surja la asociación libre?

CB: Ese es el motivo más frecuente. El analista *interviene* y encarcela el pensamiento inconsciente del analizando el tiempo suficiente como para soltarle las cosas. Entonces tanto el paciente como el analista se encuentran en un estado de resistencia ante la comunicación inconsciente.

VB: ¿Pero usted no sostiene, sin embargo, que no hay casos en los que el paciente sea resistente a la asociación libre, de tal manera que no se lleve a cabo efectivamente?

CB: No, por supuesto que no. Freud dijo claramente que, si las asociaciones libres del paciente eran demasiado abundantes y el analista sentía que lo estaban llevando en una especie de expedición perdida, esto sería la prueba de una resistencia a la asociación libre. El paciente silencioso que se niega a hablar se resiste claramente a la comunicación de asociaciones libres, a pesar de que se estén produciendo internamente. Sin embargo, quizás la resistencia más frecuente es la articulación imprecisa: el paciente que habla en un lenguaje abstracto carente de detalles. Pero incluso aquí es frecuente encontrar que el analista también está interesado en la comunicación de algo de manera muy abstracta y no está interesado en el valor psíquico de la cotidianidad comunicada.

VB: ¿Alguna vez se ha encontrado con un paciente que, por mucho que lo intentara, no pudiera asociar libremente?

CB: Desde luego, he conocido a analizandos que al principio no podían asociar libremente. Durante un tiempo no sabía qué hacer. Pero un paciente—una psicoanalista que se sentía avergonzada y sin legitimidad por haber practicado ella misma el análisis, sin haber asociado nunca en su análisis—se bloqueó totalmente y esto fue un problema. Lo más que podía hacer era hablar de alguno de sus compañeros de profesión, o de algún trabajo que estuviera haciendo, pero luego se detenía y entraba en pánico. Aunque analizáramos el origen de su pánico, algo en lo que no podemos entrar ahora, un día me di cuenta de que no se puede asociar a un sueño si no tienes un sueño y luego mi pensamiento siguiente fue que no se puede tener un sueño si no se ha vivido la experiencia en el día (lo que equivale a decir que no se puede soñar si no se ha estado vivo). Así pues, al principio de una sesión cuando ella se bloqueó, le dije que, por favor, me dijera lo que había sucedido el día anterior, empezando por el principio y así hasta el final del día. Ella preguntó: "¿por qué?" y le dije que pensaba que mediante el recuerdo de los acontecimientos del día, después vendrían los pensamientos. Así que empezó, pero sin dar detalles. Ella dijo que después de la última sesión se había ido de compras y que luego se fue a tomar un café. La interrumpí y le dije si podía, por favor, ir más despacio y decirme a qué establecimiento había ido. Ella dijo que a una zapatería y luego se puso a hablar sobre el café, pero la detuve de nuevo y le dije si podía por favor, ir más despacio y decirme el nombre del establecimiento, el tipo de zapatos que buscaba, y así sucesivamente. Entonces, como ella es una persona inteligente, entendió lo que le estaba pidiendo y durante los siguientes quince minutos más o menos, describió exactamente lo que había hecho, lo que había visto, y luego, cuando empezó a hablar del momento en que tuvo que llevar su coche al taller (sí, un momento interesante de la historia), se salió del tema y habló de los acontecimientos de la semana anterior y luego de otros acontecimientos de su vida. Es decir, ella empezó a asociar libremente. A partir de ese momento ya podía hacerlo y, por supuesto, hablamos de esto y yo le dije lo que he dicho aquí: que era demasiado esperar que ella asociara libremente sin hablar desde dentro de la experiencia vivida.

VB: ¿Sin embargo, se plantea ese análisis? Hay quienes afirmarían que su intervención se trataba de una recuperación y que evitó aquellas cuestiones que operaban de acuerdo tal vez con −K, o que realizó una especie de psicoterapia.

CB: Por supuesto que acepto que esto fue una forma de psicoterapia, y no era psicoanálisis. La palabra psicoterapia tiene un significado y una función especiales dentro de la práctica del psicoanálisis porque creo que los analistas hacen psicoterapia de vez en cuando con sus pacientes. En realidad se supone que da más bien vergüenza porque suena a que hay que hacer un esfuerzo para intervenir de hecho y ayudar al paciente. De esto me declaro culpable. Pero si las asociaciones de la paciente operaban bajo los auspicios de –K, lo que, como se vio después, no fue así, entonces yo todavía habría escuchado la lógica asociativa de acuerdo con –K.

VB: Incluso si usted entendió que lo que la paciente estaba diciendo iba destinado a la denudación del significado, ¿cómo trabajaría con una función de este tipo?

CB: No creo que el pensamiento inconsciente en sí pueda funcionar de acuerdo con –K. Pero aún así, una parte del yo del paciente ha tomado la decisión inconsciente de usar el discurso como antipensamiento. Y si el paciente le está leyendo a usted la guía telefónica o …

VB: Si me lo permite … ¿o si el paciente está hablando con usted acerca de una experiencia cotidiana desde –K?

CB: Sí, si el paciente me está hablando desde –K seguiría asociando libremente, incluso si estas asociaciones fueran sometidas simultáneamente por el paciente a –K. Estamos abordando en esta conferencia las transformaciones psíquicas, por lo que si el analizando está pensando en –K y si las unidades de pensamiento son beta, no obstante, escucharé la cadena de ideas (que siempre estará allí, incluso si no le interesa al paciente) y lo haría siempre procurando llamar su atención sobre la misma. Necesitamos no sólo pensar en los ejemplos más radicales. En la cultura contemporánea existe un desprecio hacia la mente y el inconsciente y la mayoría de la gente no está interesada en saber lo que piensan de manera inconsciente. Es necesario que el psicoanalista haga un gran esfuerzo para conseguir presentarle al paciente su propia mente inconsciente.

Sin embargo, estamos hablando aquí únicamente de la asociación libre. En la vida mental continúa sin importar la forma en que la entienda el analizando. Si el paciente estaba funcionando en –K yo abordaría esa función dentro de la transferencia o haría una interpretación del carácter. Es decir, simplemente porque pueda observarse que se ha producido la asociación libre, eso no significa que debamos interpretar la cadena de ideas porque es posible que puedan estar sucediendo muchas otras cosas que tendrían una prioridad clínica.

VB: ¿Está diciendo con ello que, independientemente de la categoría de diagnóstico o de las intenciones destructivas del analizando, si están hablando acerca de sus vidas, pasando de un acontecimiento a otro, esas cadenas de ideas surgirán y usted podría llamar la atención del paciente sobre ello?

CB: Sí.

VB: ¿Y qué pasa con la transferencia y la interpretación de la misma? ¿O qué pasa con las formaciones del carácter y con cómo habla el paciente a través de la representación? ¿O qué pasa con los procesos proyectivos y cómo identifica el paciente proyectivamente algo en los objetos? O incluso, ¿qué pasa con el flujo de afectos durante la sesión? ¿Ignora usted directamente estas dimensiones? No creo que lo haga, pero entenderá que estoy obligado a hacerle esta pregunta.

CB: Sí, claro que veo la necesidad de esta pregunta. Nuestro debate se ha reducido a una única dimensión de las comunicaciones del analizando, es decir, a la línea de la lógica que se revela a través de la narrativa. Estamos hablando de ello y estoy escribiendo sobre ello sólo porque la apreciación de esta dimensión está desapareciendo del psicoanálisis, así que me concentro en ello únicamente por esas razones. Pero existen otras líneas de articulación: los afectos y las relaciones de objeto, por ejemplo. Cada una de estas líneas de expresión se puede abordar dentro de su propia categoría. Hay diferentes tipos de expresión que, o bien pertenecen a diferentes categorías respectivamente, o bien utilizan categorías múltiples para su articulación. La transferencia es un orden de pensamiento que yo situaría bajo la categoría de lo relacional, pero también se articula a través de las categorías del afecto, los gestos corporales, etc.

VB: Usted ha dicho antes y también ahora que cree que nuestro entendimiento de la asociación libre está desapareciendo del psicoanálisis. ¿Por qué cree que está ocurriendo esto?

CB: Podríamos pasar horas hablando de este tema, así que intentaré ser muy breve. En primer lugar, Freud no escribió lo suficiente sobre esto porque lo *daba por supuesto* y los supuestos son acciones intelectuales peligrosas. En segundo lugar, Freud tenía varias teorías diferentes sobre cómo escuchamos el contenido de la narrativa como prueba del pensamiento inconsciente. Su teoría de la represión propone que la narrativa es un texto manifiesto que se romperá en los puntos en los que emerja un contenido desreprimido, ya sea un lapsus o la inversión afectiva de una frase que le confiere una mayor importancia.

VB: ¿Siempre le ha parecido interesante la asociación libre?

CB: Bueno, no se puede estudiar y enseñar literatura inglesa a menos que se sepa cómo seguir la línea de la lógica en una secuencia narrativa. Es imposible, por ejemplo, examinar un poema sin empezar por el principio y luego ir descubriendo cómo la secuencia de ideas del poeta presenta una serie de enunciados, a veces de gran complejidad. Estudié crítica literaria psicoanalítica en la Universidad de Buffalo y nos prepararon para leer la lógica de la secuencia en todo tipo de literatura: teatro, novela o poesía. Hace falta un poco de preparación, pero como se trata de la forma en que pensamos de todos modos (es decir, en una secuencia psicológica de asociaciones), es más una cuestión de llevar al preconsciente un modelo de cómo funciona el inconsciente, con lo que no resulta difícil llevar esto a la práctica analítica.

VB: Hace un momento usted mencionó las categorías y no estoy seguro de que todo el mundo aquí sepa cuánto ha subrayado la importancia de los "errores de categoría", que es un concepto del filósofo inglés Gilbert Ryle.

CB: El trabajo de Ryle es muy importante, en mi opinión, porque nos ayuda a ver cómo tenemos que estar seguros de que cuando hablamos en nuestro caso, por ejemplo, de la teoría, no estamos mezclando categorías. En su libro *El concepto de lo mental* (1949), Ryle da tres ejemplos de lo que él llama un error de categoría. Un hombre está visitando una universidad y ha mirado todos los edificios, pero le pregunta a su guía, "¿Dónde está la universidad?" Él estaba asignando equivocadamente la universidad a la misma categoría que aquello a lo que pertenecen las demás instituciones" (ibid., p. 18), explica Ryle. Un niño observaba una división de soldados que pasaba—batallones, baterías, escuadrones, etc.—pero luego pregunta cuándo va a aparecer la división. Un extranjero está viendo un partido de cricket y le explican el juego, pero él pregunta: "¿Pero dónde está el espíritu de equipo?" Ryle explica: "Estaba buscando la cosa equivocada" (ibid.).

Más tarde, Ryle se pregunta cómo se pueden aplicar diferentes principios a los mismos fenómenos observados. Podríamos, de acuerdo con Ryle, examinar un texto literario y comentar "las reglas gramaticales que cumplen sus disposiciones de palabras, los cánones estilísticos que cumplen sus disposiciones de palabras y las reglas lógicas que cumplen sus disposiciones de palabras" (ibid., p. 77). Ryle afirma que no existe conflicto entre estos "tipos de principios" diferentes y añade "todos por igual se aplican en el mismo material; todos por igual pueden ofrecer licencias para predicciones correctas; todos por igual se pueden consultar para que den respuestas a las preguntas del mismo patrón verbal" (ibid.).

En sentido estricto, la teoría de Ryle de que un error de categoría ilustra cómo un observador que mira a las cosas—edificios universitarios, jugadores de cricket, una división en marcha—confunde los objetos concretos con sus conceptualizaciones mentales. Sin embargo, creo que su teoría de los "tipos de principios", nos permite ampliar su concepto de lo que es un error de categoría. Un error no tiene que referirse al pensamiento concreto, simplemente basta con que una persona esté buscando algo equivocado en el lugar equivocado.

VB: Anteriormente, usted ha dicho que había muchas formas diferentes de expresión inconsciente, indicando que cuando piensa en la asociación libre, opera en diferentes categorías.

CB: Pienso en el inconsciente—es decir, me lo imagino—a través de dos imágenes. En primer lugar, la imagen de una partitura sinfónica.

Imagínese que el movimiento temporal de los discursos del analizando es un eje horizontal, de izquierda a derecha, desde el inicio de la sesión hasta el final. Luego imagínese un eje vertical que consta de diferentes categorías de presentación o representación inconscientes. Cada una de estas categorías tiene su propia línea de movimiento—su propia lógica, si lo prefiere—y a menudo convergen para crear puntos nodales, pero no son lo mismo.

Una sola palabra—que viaja en la categoría fonémica—puede servir para proferir muchas cosas.

Un paciente utiliza la palabra "helicóptero". Imagínese esta palabra en una línea y por debajo de la línea se enumeran los significantes que se derivan de esta palabra, por así decirlo, y por encima de la línea están los significados culturales que emanan de la palabra. Así, de la palabra salen otras palabras en sentido descendente: "hélice", y, "copto" y "ella". Por encima de la línea se perciben imágenes de la guerra, de una cuchilla, imágenes en vuelo, tal vez de cobertura televisiva, además de cualquier cosa que se nos ocurra. No todas las palabras tienen este potencial vertical, aunque sí hay muchas, y a medida que el analizando habla, habrá una red increíble formada por los diversos significados de las palabras. El análisis lacaniano privilegia la cadena de significantes, mientras que la teoría de las relaciones de objeto privilegia la cadena de imágenes. Como acotación al margen, esta palabra ha demostrado ser importante en el análisis de un hombre ya que, en realidad, contenía un significado relacionado con su tratamiento agresivo hacia las mujeres: "El infierno que le acuchilla a ella".

Pasemos ahora a algunas de las otras categorías que se dan en el eje vertical.

El psicoanálisis es en gran medida una actividad auditiva. Escuchamos la voz del paciente. Una línea de pensamiento se articula a través del sonido de la voz del hablante. En el eje vertical podríamos tener una categoría, la sonora, que nos permitiría designar cualidades tales como la "i" de ironía, la "s" de sarcasmo, la "r" de resignación, etc.

Otra categoría es el uso que hace el analizando del objeto analítico. Este es el movimiento de la expresión del analizando—o la estética del ser—que utiliza los numerosos instrumentos de análisis, de tal manera que el sujeto deja un rastro de su ser. Es como la firma de Mozart o Bruckner, la expresión o la forma de sus propios estilos de pensamiento musical.

La transferencia como categoría es algo evidente, ¿verdad? Esto indicaría la categoría de la transferencia y la línea del *pensamiento* de la transferencia. Hago hincapié en la transferencia como forma de pensamiento porque la representación es una forma de pensamiento y entonces la transferencia es el uso que se hace del objeto analítico.

Habría una categoría de identificación proyectiva, en la que se identifica la línea de pensamiento proyectivo, el ámbito de las relaciones de objeto. Sin duda, es posible ver el material del analizando de este modo.

El uso del objeto, la transferencia, la identificación proyectiva, aunque sean algo distinto, forman parte de una categoría mayor, la relacional, por lo que vamos a denominar categoría y orden a las formas de expresión que forman parte de esa clase mayor. Tenemos las categorías lenguaje, sonoro, cuerpo y relacional que tienen órdenes separados que pueden seguir sus propias líneas concretas de pensamiento (es decir, la transferencia) o pueden unirse a otras categorías, como cuando una persona expresa una idea de forma sonora, con gestos y transferencialmente. La expresión "¡sal de aquí!" haría justamente eso.

Se podría utilizar la L, la H y la K de Bion como notaciones que significarían cualidades mentales que se desplazan dentro del material de la vida mental.

Si imaginamos cada categoría como un instrumento musical simbólico—uno el violín, el otro la flauta—entonces la metáfora sinfónica se enriquece, porque se puede ver algo sobre la forma en que suenan los instrumentos en momentos diferentes, a veces en unión con otros, a veces solos, a veces todos a la vez—pero por separado—y, aunque yo no quiero llevar la metáfora más allá de la credibilidad (y tal vez lo esté haciendo), no obstante, creo que nos ayuda a ver que existe algún tipo de *orquestación* para el pensamiento inconsciente.

Es muy importante tener en cuenta que, sólo porque una de estas categorías esté momentáneamente en silencio, eso no significa que deje de existir. Freud escribió sobre la transferencia "inobjetable", lo que significa únicamente que, en cualquier momento en el tiempo, existen relativamente pocos conflictos en la transferencia, por lo que es silenciosa. Por supuesto, las cuestiones transferenciales siempre estarán ahí como recuerdos y, al igual que ocurre en una obra sinfónica, podemos recordar el sonido de las flautas en un pasaje anterior, incluso aunque ahora estén en silencio.

Bueno, no puedo seguir con este tema ahora, ya que sólo quiero indicar *algunas*, y no todas las categorías que constituyen el movimiento del pensamiento inconsciente y de la creatividad inconsciente.

VB: Ha dicho que a veces utiliza también otra metáfora, que no es la sinfónica.

CB: Sí, es la imagen de un mapa. Lo uso para fines didácticos ya que ayuda a los recién llegados a apreciar la densidad del inconsciente. Por ejemplo, imagínese un mapa de Estados Unidos (por supuesto, podría escoger cualquier país o incluso el mundo entero, pero voy a tratar de hacerlo del modo más sencillo). Cuando oiga una palabra, a ver qué localidades le vienen a la mente.

He mencionado la palabra "jazz", y de inmediato se encuentra un tipo de línea conectora, muy probablemente encontraremos a

Nueva Orleans quizás en el centro de la misma, pero en mi mente, si se desplaza horizontalmente de oeste a este, comenzará en San Francisco, pasando por Austin, Texas, hasta Chicago, bajando hasta Nueva Orleans, y luego hacia el norte a la ciudad de Nueva York, para acabar en Boston. Estos son los grandes epicentros del jazz de EE. UU.

Imagínese ahora que digo "paraje montañoso". Una vez más, si vamos de oeste a este, se podría empezar por el monte Lassen al norte de California, desplazándonos hacia el sur hasta Tahoe, al este de las Montañas Rocosas y luego hasta las pequeñas poblaciones de los Apalaches, al sur y al norte.

Imagínese ahora que menciono la palabra "festival". Una vez más podríamos cruzar EE. UU. de oeste a este, y no voy a dar detalles de esto, pues estoy seguro de que empieza ya a hacerse una idea.

Así que, ahora imagino que el analizando dice lo siguiente: "Me gustaría ir a un festival de jazz en algún paraje montañoso". Mi opinión es que con cada palabra existe un mapa inmediato en la mente del analista y en la del analizando. La oración crea mapas que se superponen—como las líneas de pensamiento de Freud, en zigzag y entrecruzándose—y, a continuación, al menos para el paciente, podría haber un punto nodal, por ejemplo Aspen (Colorado), donde haya un festival al que acuden grupos de jazz de renombre, y que se encuentre en un paraje montañoso.

Lo que quiero destacar es que, como el analizando no para de hablar a lo largo de la sesión, se evocan cientos de dichos mapas que permanecen activos de forma latente, lo que constituye una matriz para ese analizando en su análisis.

Por supuesto, el mapa que he dibujado es únicamente una herramienta didáctica, porque cualquier mapa psíquico sería *muy* diferente. Imagínese a un paciente que relaciona la palabra "jazz" con una inquieta vida de relaciones sexuales orales, que "festival" le evoca la imagen de una gran celebración pública, y que "paraje" lo lleva mentalmente al centro de reparto de una oficina de correos, entonces el punto de convergencia sería un mapa diferente.[2] Se podría condensar en una imagen de una oficina de correos en Río de Janeiro, por ejemplo. Eso podría ser la imagen de un sueño durante la noche. O podría ser una asociación libre en la sesión. O si fuera un novelista podrían ser las primeras líneas de una novela.

El mapa es un ejemplo de pensamiento dentro de la categoría de lo imaginario.[3]

VB: Esto limita con su teoría de la creatividad inconsciente.

CB: Sí, porque a pesar de que el inconsciente reprimido es una teoría importante del pensamiento inconsciente, se trata de una perspectiva demasiado estrecha y no concuerda con la teoría del trabajo del sueño de Freud, que es una teoría de la creatividad inconsciente. Nuestras mentes son demasiado complejas para versar sobre una sola cosa, ya sea una idea reprimida, un derivado del ello, la transferencia o cualquier otra cosa. De hecho, en cualquier momento del tiempo psíquico, si pudiéramos echar un vistazo a la sinfonía inconsciente, tendría el aspecto de una enorme red de combinaciones creativas.

He propuesto que, junto con el concepto del inconsciente reprimido, consideremos el *inconsciente recibido*.[4] Lo recibido estaría constituido inicialmente por impresiones de cosas que se congregan en el inconsciente y llevan a ellos más presentaciones de cosas que forman núcleos en el inconsciente. Se convierten en condensaciones de miles de experiencias y, a medida que vivimos y pensamos, con el tiempo, nuestra mente crece. El inconsciente receptivo almacena percepciones inconscientes, las organiza y es la matriz de la creatividad. También contiene el inconsciente reprimido, que opera de acuerdo con sus propias leyes y que constituye una teoría de la percepción inconsciente basada en lo que nos interesa. En *La Interpretación de los Sueños*, cuando se habla de las impresiones del día (en las que se analiza el sueño de la monografía botánica) Freud habla de una "impresión *importante*" que tenía "un alto grado de importancia psíquica", que luego dice "que había alterado mis sentimientos justificadamente" (Freud 1900a, p. 174). En otra parte Freud vincula esto con una teoría de la percepción afectiva de la realidad pero, a pesar de que, que yo sepa, Freud nunca habla de una teoría de la percepción inconsciente, sí que utiliza una y, de hecho, es de vital importancia para el concepto de inconsciente receptivo.

Creo que su metáfora del teléfono *es* una teoría del inconsciente receptivo. Como usted sabe, en sus "Recomendaciones para médicos que practican el psicoanálisis" (1912e), identificó el tipo de pensamiento inconsciente necesario para escuchar al paciente en el estado de atención homogéneamente suspendida. Freud afirmaba: "Para ponerlo en una fórmula: debe volver a su propio inconsciente como un órgano receptivo del inconsciente transmisor del paciente. Él debe ajustarse al paciente como un auricular de un teléfono se ajusta al micrófono transmisor" (pp. 115–116). Y luego pasa a hablar de cómo funciona "el auricular". Ahora bien, esto *no* es el inconsciente del inconsciente reprimido, sino una teoría diferente del inconsciente, una teoría de la percepción inconsciente.

Aquellos de ustedes que estén interesados en la teoría de los sueños de Freud y que estén interesados en su *otra* teoría del inconsciente—su teoría de la recepción—comprenderán que él nunca puso esta teoría en un único lugar: se saca en sus escritos, aparece aquí y allá, ¡algo así como el regreso del inconsciente reprimido! En *Ser un personaje* escribí sobre las organizaciones internas del inconsciente a las que denominé "géneros psíquicos" y esto se basaba en gran medida en la idea de presentaciones de cosas de Freud. Si le echa un vistazo a la primera parte del *La Interpretación de los Sueños*, en la página 175, encontrará a Freud dando un ejemplo perfecto de lo que yo llamo el objeto evocador que nos trae a la mente una matriz inconsciente.

Él habla de las asociaciones de una persona que sueña con el "salmón ahumado" de un amigo. Se trataba del "plato favorito" del amigo de ella y Freud entonces concluye que "el plato favorito del amigo ... era un constituyente inmediato del grupo de ideas que era probable que la personalidad del amigo hiciera surgir en la mente de la persona que sueña" (Freud 1900a, p. 175). Únicamente con este medio enunciado, Freud propone un concepto *profundo* de nuestra forma de pensar: que cuando pensamos en las personas, lugares o acontecimientos, los mismos están siempre vinculados a un grupo de ideas (las recordemos o no) y creo que es este movimiento de grupos de ideas, o matrices de pensamiento, lo que mejor caracteriza la forma en que pensamos.

Por supuesto, esta red está operada por el yo. Es el yo el que sueña el sueño, el que piensa las asociaciones libres, el que también escribe novelas, compone sinfonías, etc.

VB: ¿Es este el yo de la psicología del ego?

CB: Es el yo tal y como Freud lo identificó en su teoría del inconsciente reprimido primario y el trabajo del yo como el *otro* inconsciente, cuando se dio de bruces contra su propia categoría de error en *El yo y el ello*, pero afortunadamente él lo sabía y lo reconocía. Una teoría, por supuesto, fue la de los contenidos mentales reprimidos, pero luego señaló que la agencia encargada de ejercer la represión también era inconsciente, por lo que ¿cuál era el verdadero inconsciente? Era únicamente un error de categoría, pero ha tenido un efecto bastante duradero sobre el psicoanálisis.

Usted recordará que al final del Capítulo I *de El yo y el ello* Freud está un tanto desanimado por haber encontrado este supuesto nuevo inconsciente: "Cuando nos encontramos a nosotros mismos, por tanto, nos enfrentamos a la necesidad de postular un tercer *inconsciente*, que no está reprimido", y afirma: "Hay que admitir que la característica de ser inconsciente comienza a tener menos importancia para nosotros". Luego escribe sobre cómo parece que el inconsciente tiene demasiadas cualidades, pero en la última frase se aleja de su desesperación para anunciar con firmeza: "Sin embargo, debemos tener cuidado de no hacer caso a esta característica, ya que la propiedad de ser consciente o no, es, en última instancia, nuestra única baliza de luz en la oscuridad de la psicología de la profundidad" (Freud 1923b, p. 18). *Ojalá* se hubiera dado cuenta de que había confundido contenido con proceso. Había y hay, por supuesto, contenidos mentales reprimidos, ya que hay muchos tipos diversos de procesos dinámicos inconscientes—sólo piense en la diferencia que existe entre componer una pieza musical y escribir una novela, por ejemplo—y la destacable teoría de Freud de cómo se forma un sueño a lo largo del día hasta la noche es en sí misma uno de esos destacables procesos inconscientes.

La psicología del ego, *per se*, se convirtió en un movimiento con una determinada y, en mi opinión, muy valorada perspectiva sobre Freud, pero estaba necesariamente limitada. De hecho, creo que las obras de Hartmann son profundas, así como la obra de David Rapaport y George Klein. Creo que las teorías de la neutralización, de la zona libre de conflictos y de la sublimación son válidas *dentro de sus límites*. Necesitamos saber realmente a qué parte del pastel se dirigen.

Evidentemente, ellos no estaban interesados en la asociación libre y no puedo encontrar ninguna referencia en su trabajo a nada que se parezca a la teoría de la comunicación inconsciente. Si lee a Greenson y a quienes lo siguen, no encontrará al Freud que sostiene que el analista escucha el inconsciente del paciente con su propio inconsciente.

En honor a la verdad, ellos estaban trabajando en diferentes categorías. En *La mente en conflicto* (1982), Charles Brenner nunca menciona la asociación libre, pero yo estaría cometiendo un error de categoría si lamentara su ausencia, ya que creo que Brenner estaba trabajando en un área *diferente e importante* de la teoría, que realmente gira en torno al modelo estructural.

La teoría del inconsciente de Freud que prefiero no era, evidentemente, del gusto de ellos. Y, como Freud estaba en perpetuo conflicto y contradicción consigo mismo, cualquiera—incluyéndome, por supuesto, a mí mismo—puede encontrar su cita favorita de Freud.

VB: Me gustaría aclarar algo que ha dicho usted acerca de la lógica de la secuencia. En una sola sesión, de la cadena de ideas emergen presumiblemente una o tal vez dos líneas de pensamiento. Como usted sostiene que el propio inconsciente es una red enorme de órdenes de pensamiento discrepantes, ¿cómo explica lo que realmente se asemeja a una reducción de su complejidad dentro de la sesión?

CB: En primer lugar, recuerde que hay diferentes categorías de expresión inconsciente, por lo que funcionan de maneras diferentes a una simple secuencia narrativa. En *Asociación libre* también escribo sobre diferentes "longitudes de onda" narrativas, porque algunas cadenas de ideas se producen a lo largo de semanas, meses o duran incluso más tiempo. Pero para llegar al quid de la cuestión, ¿cómo es posible descubrir dicha cadena en el plazo de una hora? Creo que el inconsciente sabe dónde está y conoce la diferencia entre un psicoanalista y un taxista, un director de orquesta o un fontanero. Como tales, los analizandos presentan y representan inconscientemente esos síntomas, conflictos o dilemas de carácter que les han inquietado, por lo que se dedican a trabajar con nosotros. Creo que también es interesante subrayar que existe un cierto tipo de ritmo psíquico para cada analizando, un modo en el que ellos distribuyen su tiempo para trabajar sobre los diversos asuntos. Es evidente que esas líneas de pensamiento que están dispuestas para entrar en la conciencia *después* de un periodo de trabajo inconsciente entre el analizando y el analista son las que se acercan a la superficie y son percibidas más fácilmente por el psicoanalista.

Sin embargo, en mi libro sobre la asociación libre, indico que pienso que la teoría de la interpretación de Freud se deriva de una sensación de sorpresa. De repente ve una lógica de la secuencia, algo que le llama la atención. En Dora, Freud trata este tema en una nota al pie. Él le pide a Dora que preste mucha atención a "las palabras exactas" que ella usa, pero en la nota nos cuenta por qué. "Subrayaba estas palabras", afirma, "porque me desconcertaron" (Freud 1905e, p. 65). Todos los analistas reconocerán estos momentos. Después de un largo periodo de recepción inconsciente del material del analizando, nos sorprende algo en particular y, por lo general, eso anuncia que ahora la comprensión inconsciente entra en la conciencia. *Entonces* nos concentramos en algo en particular.

VB: Volviendo al tema de la conferencia, ¿de qué manera nos ayudan la metáfora sinfónica o la metáfora del mapa a entender las transformaciones psíquicas que se producen dentro del proceso?

CB: Creo que cada generación de analistas debe actualizar los modelos del inconsciente para que nos veamos obligados a entenderlo por nosotros mismos. Si simplemente nos dormimos en conceptualizaciones anteriores, luego se convierten en *supuestos* y el problema de los supuestos es que, cuando la verdad es supuesta o recibida, ya dejamos de pensar en ella.

Además, creo que nos permite reinventar el yo freudiano, volver a la teoría de los sueños de Freud como un ejemplo del trabajo del yo y ver cómo la sinfonía del inconsciente—coordinada por este yo—representa una gama extraordinaria de intereses y conflictos. Es menos probable, me parece a mí, que nos limitemos a identificar si se trata de un tema de una hora o de una semana, ya sea la fantasía inconsciente de la hora, el problema del yo de la hora, o el tema de la transferencia. Incluso si cada una de estas concentraciones es válida, esto sólo puede ser verdad hasta cierto punto, ya que existen muchos más conflictos—o convergencias de la parte en conflicto—de los que podemos ver en cualquier momento en el tiempo.

Si recordamos la famosa afirmación de Freud de que el "analista capta el inconsciente del paciente con su propio inconsciente", subrayamos el trabajo del pensamiento inconsciente. Lo que entra en la conciencia, por supuesto, será de gran importancia para el trabajo del psicoanálisis, pero no debemos entusiasmarnos tanto con cuánto comprendemos conscientemente de nuestros pacientes.

VB: Quiero darle las gracias por esta entrevista, en la que hemos hablado realmente de una gran variedad de temas y en la que creo que también hemos abordado, en muchos sentidos, el tema central de esta conferencia.

CB: Ha sido un placer.

Notas

1. Estos grupos se han unido ahora para formar ESGUT, el European Study Group of Unconscious Thought. VB.
2. N. del T.: Estas asociaciones se basan en los otros significados de las palabras originales en inglés: "jazz", "festival" y "resort".
3. Véase el Capítulo II. CB.
4. Véase Bollas, 1987, pp. 239–240; 1989, p. 202; 1992, pp. 66–100; 1995, p. 31.

CAPÍTULO II

Las articulaciones del inconsciente

VB: Usted volvió a la teoría de la lógica de la secuencia narrativa de Freud porque cree que ésta es una manera en que se revela el pensamiento inconsciente. *¿Por qué* resalta este punto concreto de su teoría?

CB: Aunque Freud nunca propuso una teoría de la percepción inconsciente, su concepto de la formación de un sueño sería imposible sin ella. Me refiero al inconsciente que registra experiencias "psíquicamente valiosas" durante el día, las recoge en "complejos", las condensa en el sueño y, a continuación, las recuerda al día siguiente. Es irónico, pero parece que su teoría de la percepción inconsciente es también inconsciente, ya que esta teoría del inconsciente nunca entró en su metapsicología. Sin embargo, en su ensayo titulado "El inconsciente" (1915e) la línea en la que expresa algo realmente sorprendente—"Es algo extraordinario que el inconsciente de un ser humano pueda reaccionar ante el de otro, sin pasar por el consciente" (p. 194)—sólo puede ser una vuelta de lo reprimido.

VB: ¿Qué es lo que se ha reprimido?

CB: Freud reprimió el *conocimiento* de su madre, y con esta *forma* reprimida de amor él era ahora inconsciente de la contribución de la madre a la estructura psíquica del yo. Lo reprimido vuelve casi en

35

forma de lapsus en su ensayo principal sobre el inconsciente, en el que se entrega a una teoría por completo paternalista en la que el inconsciente es el pensamiento prohibido.

La afirmación prohibida ("algo extraordinario ...") dirige la atención a una relación en la que un ser humano "reacciona sobre la del otro" sin que el conocimiento de este contacto pase a través de la conciencia. Sabemos que *esta* relación es la que existe entre la madre y el infante. La afirmación de Freud, por lo tanto, constituye un retorno de lo reprimido, dentro del *acto* de la escritura.

El inconsciente formado entre el infante y la madre y, posteriormente entre el niño que ya camina y la madre, se produce, en la teoría freudiana, *antes* del inconsciente reprimido, es la época de la construcción de la arquitectura psíquica del yo. La comunicación maternal—una lógica procesional—comunica la visión del mundo del infante: lo que se sabe no se puede pensar pero constituye el conocimiento fundacional del yo de uno mismo: lo "sabido no pensado". Freud sabía esto gracias a su teoría de que la presentación-cosa conceptualiza el efecto del mundo preverbal sobre el yo. Estos efectos se vuelven áreas psíquicas; los recuerdos de ser y estar relacionados se vuelven ahora suposiciones acerca del hecho de estar vivos. Estas áreas se asocian entre sí y desarrollan la matriz del inconsciente, que constituye el principal inconsciente reprimido o el yo del yo. Como siempre, hay que tener en cuenta que el presentador-cosa primario es el inconsciente materno que se comunica a sí mismo de innumerables maneras, en particular a través de su lógica procesional, es decir, como un objeto transformacional.

El "yo" se refiere a un proceso—una organización inconsciente—que desarrolla su historia a partir de esa lógica. En el momento en que el niño es capaz de la represión, ya ha formado unos medios inconscientes de organizar y comunicar sus experiencias de vida. Se puede hablar mucho más sobre esto, pero toda la teoría de Freud de la represión primaria trata de este inconsciente, a pesar de no estar incluida en su metapsicología.

Sin embargo, *La interpretación de los Sueños* de Freud, el testimonio de la obra de su vida, puede ser una ofrenda al conocimiento informativo de la madre. Está disfrazado adecuadamente (él no se atreve a conceptualizar una teoría de la percepción inconsciente, ya que esto sería negar la ley paterna al censor) y, por lo tanto, escapa a la atención paterna. Este libro tan revolucionario, escrito después de la muerte de su padre, no supone un triunfo, por lo tanto, sobre el orden paterno, porque se reprime la relación con el orden materno (es decir, "las relaciones sexuales con la madre"). Freud es libre de celebrar tanto al padre como la función de la censura. Una identificación ha servido de suplemento al acto de la represión.

VB: ¿Entonces, irónicamente, la teoría de la represión de Freud reprime su otra teoría del inconsciente?

CB: Exactamente, así es. La represión, al tratarse de una parte importante del inconsciente, no es, de ninguna manera, la parte más significativa. Freud no logra conceptualizar su realización. El ensayo sobre "El inconsciente" comienza con la siguiente observación: "Todo lo que es reprimido debe permanecer inconsciente; pero vamos a afirmar al inicio de todo que lo reprimido no abarca todo lo que es inconsciente (p. 166)". Como si esta observación necesitase ser subrayada, añade: "El inconsciente tiene un alcance mucho más amplio: lo reprimido es una parte del inconsciente (p. 167)". Sin embargo, él no aborda este inconsciente más amplio. ¿Cómo se forma? ¿Cuál es su estatus dentro del inconsciente del sistema? El propio Freud se ha encadenado a una teoría del inconsciente reprimido que él sabe que no incluye en sí misma a todo lo que constituye el inconsciente dinámico. El modelo topográfico se construye en torno a este padre interno—que actúa como censor—para que sólo se articule la teoría del inconsciente reprimido. Una de las ausencias de su visión limitada es el placer de la percepción inconsciente. Durante un día normal nos complacemos a nosotros mismos todo el tiempo cuando construimos matrices a partir de la experiencia vivida, los recuerdos y las pulsiones sexuales y agresivas.

VB: En el tema que hemos tratado anteriormente, usted ha utilizado la teoría del preconsciente para hablar del lugar donde almacenamos los modelos de la mente. Yo quería preguntarle sobre esto, sobre todo porque, en su concepto del inconsciente recibido, usted parece haber encontrado un término diferente para describir lo que quiere decir.

CB: Lo mismo que Freud se refirió al inconsciente en su sentido tanto descriptivo como dinámico, su teoría del preconsciente también tiene un significado tanto descriptivo como dinámico. Creo que el preconsciente dinámico se refiere únicamente a la censura de las ideas inaceptables. Es un punto de vista importante y algo crucial para concebir el destino de las ideas reprimidas. No obstante, al mismo tiempo existe un preconsciente no dinámico que hace referencia simplemente a todas esas ideas previamente conscientes que no son conscientes en este momento. En nuestro debate de Atenas me referí, de hecho, a la internalización que el analista hace de las ideas como algo que ocupa el preconsciente del analista, ya que en ese momento no quería complicar más las cosas haciendo referencia a mi propia teoría del inconsciente receptivo.

VB: ¿De qué manera difiere el inconsciente receptivo del preconsciente?

CB: Si vamos más allá de lo descriptivo y llegamos hasta lo dinámico, entonces el preconsciente se referiría a esa parte del inconsciente que procesa el retorno de las ideas no deseadas. Existe un trabajo psíquico en particular que se encarga de pasar los pensamientos no deseados de nuevo a la conciencia, de forma derivada, y la teoría del preconsciente de Freud se ocupa de esta tarea inconsciente. Pero su teoría del trabajo del sueño reconoce implícitamente un inconsciente dinámico que opera a través de las categorías de recepción y representación, que no están determinadas por la censura. De hecho, aunque creo que el modelo topográfico debe mantenerse, opino que la teoría del preconsciente tiene algunos defectos. Nosotros no necesitamos una segunda forma del inconsciente para dar cuenta de los trabajos realizados por el preconsciente. En cualquier caso, podemos ver que Freud esquiva el estatus exacto del preconsciente. En última instancia, si consideramos esto simplemente como un nombre para un tipo de actuación emprendida por el inconsciente, entonces creo que evitamos las trampas que Freud creó para sí mismo al intentar proponer un segundo tipo de inconsciente.

VB: El inconsciente receptivo parece reconocer un tipo diferente de proceso inconsciente.

CB: Efectivamente. Pero para continuar con lo que estábamos diciendo, no es un inconsciente separado del inconsciente el que reprime las ideas no deseadas. La organización inconsciente es capaz tanto de recibir ideas, como de reprimirlas. Sin embargo, yo le presto una atención especial a su función receptiva, porque esta no ha sido conceptualizada adecuadamente. Lo que yo llamo el inconsciente receptivo debe ser el inconsciente al que Freud se refiere en el ensayo de 1923 describiendo la atención homogéneamente suspendida (1923a), cuando el analista capta la deriva del inconsciente de su paciente con su propio inconsciente. Seguramente no está hablando aquí del inconsciente del modelo topográfico, porque si esto fuera así, significaría que, en el acto de escuchar, el analista sometería el material a su propia distorsión inconsciente. En "Recomendaciones para médicos que practican el psicoanálisis" (1912e), ya ha dejado claro que el inconsciente del analista es, en efecto, receptivo. De hecho, él utiliza esta palabra: "Para expresarlo en una fórmula, debe convertir su propio inconsciente en un órgano *receptivo*[1] hacia el inconsciente transmisor del paciente: (ibid., p. 115). Y continúa diciendo que: "el inconsciente del médico a partir de los derivados del inconsciente que se le han comunicado, es capaz de reconstruir ese inconsciente, que ha determinado las asociaciones libres del paciente" (ibid., p. 116). Una vez más, *este* inconsciente es la percepción inconsciente, un medio muy organizado de recibir un mensaje transmitido. Ni el proceso ni los contenidos son congruentes aquí con su teoría de la represión o del inconsciente reprimido. Por supuesto, lo reprimido forma parte del inconsciente y estoy seguro de que Freud no estaría en desacuerdo con que el psicoanalista también reprime algo de lo que oye, pero la mayor parte del tiempo el analista está absorbiendo el material, clasificándolo de acuerdo con los patrones de la lógica serial, y por lo tanto está oyendo la lógica del inconsciente.

VB: En sus libros usted afirma que el inconsciente receptivo es obra del yo.

CB: Sí. Aunque Freud utilizó la palabra yo de muchas maneras, he dejado claro que he adoptado su uso para referirme al funcionamiento inconsciente de la mente, o a la inteligencia de forma. Aunque Freud reconoce de hecho este yo—la parte de la psique que opera como escenario de los conflictos, o el contenedor que almacena el contenido—él confunde las cosas al tener el yo como parte de una agencia tripartita junto con el ello y el superyó.

Así que, con razón, podemos preguntar, bueno, ¿qué agencia, qué inteligencia procesional integraría esos tres dominios? Desde mi punto de vista, sólo podría ser el yo sea cuando sea. Lo mismo ocurre con el modelo topográfico. Tenemos la conciencia, el preconsciente y el inconsciente. Pero, ¿qué inteligencia procesa la represión, la recogida en el inconsciente y el regreso desplazado a la conciencia? En su ensayo "El inconsciente" (1915e), Freud asigna aleatoriamente la función organizadora del sistema total al sistema preconsciente: "recae sobre el preconsciente del sistema para hacer posible la comunicación entre los diferentes contenidos ideacionales de modo que puedan influirse unos a otros" (ibid., p. 188) y también asigna al preconsciente la función de tiempo, realización de pruebas de realidad y organización de la memoria consciente.

Aquí recarga un concepto hasta el extremo de llegar al sinsentido: "Recae sobre el preconsciente" por defecto. El preconsciente es una idea importante en la teoría de la represión porque funciona en forma de "no" en la frontera entre el inconsciente y el consciente, es un "no" que está informado por algo que resulta inaceptable para la conciencia por muchas razones. Sin embargo, tendría que formar parte del inconsciente y no de la conciencia. Es un "no" oído por el inconsciente del yo o, más exactamente, adelantado por el inconsciente del yo, dado el historial psíquico del yo, la experiencia vivida y la existencia contextual. Es un "no" que exige la creatividad del trabajo inconsciente—porque eso es lo que ocurre en el desplazamiento—y el desplazamiento es simplemente una de las formas en las que pensamos inconscientemente. El preconsciente es un "no" derivado del inconsciente y está subcontratado por el inconsciente para que devuelva las ideas prohibidas a la conciencia de alguna forma aceptable.

VB: ¿Dónde sitúa la teoría de la represión de Freud en su metáfora del inconsciente como sinfonía?

CB: Lo reprimido estalla en el lenguaje a través de los lapsus, sospechosos habituales. Pero, de hecho, esto representa una cantidad muy pequeña de la representación inconsciente en el transcurso de un análisis. Si el analista no ve que exista al mismo tiempo otra forma de representación inconsciente en la narrativa—la lógica de la secuencia—entonces se pierde la mayor parte del pensamiento inconsciente. La imagen de una partitura sinfónica nos permite hacer con la imaginación un gráfico del movimiento horizontal—el secuencial—de las formas inconscientes del pensamiento. El eje vertical, que nos permite incluir las numerosas y diversas formas del pensamiento inconsciente, identifica los diferentes tipos de sistemas inconscientes de representación que existen de manera simultánea.

VB: Entonces su modelo es un intento de dar cuenta conceptualmente de la complejidad del inconsciente.

CB: Sí. Piense en el trabajo que hace falta para escribir una novela, componer una sinfonía o pintar un cuadro. La creatividad inconsciente de cualquier profundidad es excesivamente compleja. La idea de que, de alguna manera, está mediada a través de las puertas del preconsciente es un absurdo. Piense en el acto de escuchar una sinfonía. ¿Realmente creemos que podemos conceptualizar—es decir, "ver" esto—a través del modelo topográfico de percepción?

VB: Usted divide el inconsciente en diferentes categorías de articulación. Supongo que ésta es una parte importante del hecho de que llame nuestra atención sobre lo completo que es realmente el pensamiento inconsciente, ¿no?

CB: Sí. Volviendo al importantísimo punto de Ryle, podríamos examinar un texto literario de acuerdo con las reglas gramaticales, los cánones estilísticos y las reglas lógicas. Cada una de estas perspectivas observaría el mismo material y lo vería de manera diferente para acabar llegando a conclusiones diferentes. No se encuentran en contradicción entre sí, ya que operan de acuerdo con principios diferentes. Esta humilde observación es muy importante al llevar a cabo el examen de algo tan sumamente complejo como una sesión psicoanalítica. Podemos observarla desde muchos principios diferentes o, como yo sugiero, desde distintos órdenes, cada uno de los cuales es un tipo diferente de pensamiento. Existen cientos de órdenes diferentes y todos ellos pueden ser clasificados dentro del ámbito de las categorías.

Si admitimos que el lenguaje es una de las categorías, tomamos nota inmediatamente de que los numerosos órdenes en los que puede ser examinado cualquier texto—ahora debo aclarar que me refiero a lo raro de la sesión psicoanalítica, es decir, un texto que incluye al analista—son tan numerosos como escuelas de pensamiento existen y como escuelas de pensamiento aún faltan por llegar.

Así pues, el lenguaje. Las gramáticas de inglés o de francés o de cualquier idioma son estructuras preexistentes que determinan las posibilidades de nuestros enunciados sintácticos. Evidentemente, por todo lo que ya he dicho, no pienso que los lacanianos lleven razón cuando dicen que el inconsciente está estructurado como si fuera un lenguaje—el lenguaje es únicamente una forma de pensamiento inconsciente. Si volvemos a la metáfora de la partitura orquestal, cada una de las categorías del eje vertical tendría muchos órdenes, o modismos de articulación diferentes, respectivamente. El *cómo* decimos algo resulta evidentemente importante. La categoría, el lenguaje, incluye la sintaxis, las estrategias retóricas, los actos ilocucionarios y la lógica narrativa de la secuencia, entre otros órdenes. No puede incluir el *sonido* de la voz de la persona que pronuncia estos significantes, aunque debemos reservar la calidad fonémica de una palabra bajo la categoría de lenguaje, más que como un orden bajo el dominio de lo sonoro.

Estas dos categorías de lenguaje y de lo sonoro, aunque estén separadas, van a estar muy cerca la una de la otra, no más, tal vez, que cuando consideramos el sonido fonémico de una palabra y la forma en que un paciente lo expresa. La categoría sonora tendría que tener un orden, "la voz", para el sonido específico de los enunciados del hablante. Hay otros órdenes auditivos dentro de esta categoría, tales como los sonidos emitidos por el movimiento del cuerpo.

Volviendo al sonido de la voz, podríamos construir una lista de significantes vocales tales como el sarcasmo, la desesperación, la resignación, la expectativa, etc. Dicho de otro modo, lo que nos queda ahora es encontrar la manera de representar *las cualidades mentales o los estados de ánimo*.

VB: ¿Se refiere a algún tipo de índice?

CB: Sí, un índice que pudiéramos usar para anotar el significado de una palabra, determinado por su contexto categórico. Por ejemplo, una persona puede expresar a través del sonido de la voz o mediante un gesto facial los mismos estados mentales y podríamos usar "d" para designar desesperación, "a" para ansiedad y "j" para júbilo.

VB: ¿Cómo funciona esto con la voz?

CB: Cada hablante enfatiza determinadas palabras o sílabas. Como parte de la *dinámica sonora* del hablante podríamos establecer un sistema de notación que sin duda debe mucho a la notación musical. Podríamos utilizar "p" para piano, "pp" para pianissimo, "f" para forte, etc.

VB: ¿Está diciendo que una sesión *podría* anotarse de esta manera?

CB: De la misma manera que algunas notas musicales van precedidos por una notación como "pp" para indicar la dinámica, también *podríamos* (no digo que debamos hacerlo) anotar palabras que nos ayuden a percibir la dinámica mental de una sesión. No estoy proponiendo que hagamos esto como un asunto de práctica clínica, pero es un recurso heurístico que nos permite apreciar cómo los hablantes configuran inconscientemente una sesión. No podemos percibir esta totalidad conscientemente de ninguna manera. Sin embargo, existen determinados énfasis sonoros que son lo suficientemente significativos desde el punto de vista dinámico para llamar nuestra atención. Si dejamos de lado, por el momento, un discurso sobre el carácter de la persona (es decir, la firma de su voz) todos los individuos articulan significados inconscientes en este sentido.

VB: Usted parece estar buscando formas de identificar formas inconscientes del pensamiento.

CB: Sí, vamos a seguir pensando en la voz humana y en la dinámica vocal.

Por ejemplo, el *acento tónico*. Puede parecer algo muy simple, pero el lugar donde colocamos el acento en las palabras de una frase nos dice algo más de lo que la propia definición de la palabra transmite.

O piense en el *tono*. Con ello nos referimos a lo alto o lo bajo que habla una persona y, aunque está muy relacionado con el acento, se puede medir en una escala absoluta, ya que cualquier sonido tiene un tono concreto. Cualquier persona tiene un tono característico, conforme a la escala de su propia voz. Así pues, además de poner el acento en una palabra concreta, se le puede dar al mismo tiempo a esta palabra un tono determinado. Dado que el tono es la frecuencia en la que un sonido se pronuncia y esa frecuencia se mide en vibraciones por segundo, el tono es una forma de comunicación psicosomática. La vibración del hablante afecta directamente al oído del oyente y con ello se consigue que el otro entre en sintonía con las vibraciones del hablante.

O piense en la *duración*. Los intervalos que hay entre las palabras también se vuelven parte de la enunciación. En términos más generales, nuestro inconsciente es instruido por el *compás* del analizando. De la misma manera que el tiempo en la música se mide en compases (por ejemplo, tres compases por uno), el tiempo, como una lógica de secuencia, se mueve de acuerdo con el compás de una sesión. Una persona, por ejemplo, puede hablar muy rápido, de modo que su compás sería de cinco por uno, mientras que otra persona hablaría despacio y su compás sería de uno por uno. Los tiempos se agrupan en función de dos tipos de compás: fuerte y más débil. Los tiempos también se caracterizan por la cantidad de compases que producen y vienen en grupos de dos en dos o en múltiplos de dos, o de tres en tres o múltiplos de tres, y estos entonces constituyen la métrica. El *carácter métrico* de una persona articulará sus tiempos inconscientes, algo que es muy difícil de identificar, incluso si es una parte importante tanto del acto de comunicación como del acto receptor de escuchar. Sin embargo, con mucha mayor frecuencia, y también de forma más compleja, una persona cambia su tempo en las sesiones de acuerdo con sus diferentes estados de ánimo.

También está el *timbre*, que es la calidad tonal de la voz de un hablante. La diferencia es sutil, pero hace referencia a las diferentes calidades de sonido de un piano o un violín. Las personas tienen timbres diferentes en su voz y también varían la coloratura de su tono dependiendo de lo que tengan en la mente.

Si juntamos todo lo anterior—el acento, el tono, el compás, el timbre y la duración—, tenemos algunos de los ingredientes de la *textura vocal*, que hace referencia a la densidad de una obra en el lenguaje musical. Está claro que si muchas notas diferentes se tocan con diferentes timbres, si la métrica varía, etc., tenemos una articulación densa. En el psicoanálisis no es difícil establecer si estamos con un paciente que está hablando con una textura densa o no. El silencio también puede ser espeso en cuanto a su significado, incluso si no resulta manifiestamente evidente. Un silencio entre texturas verbales densas también puede estar de acuerdo con la composición general. Si hay un descenso perceptible de la densidad, es muy posible que esto sea indicación de una resistencia a lo que se está pensado, o puede ser una indicación de una decatexis de una línea particular de pensamiento. Puede anunciar un periodo de silencio de transición cuando el paciente deja una idea porque viene otra de camino.

VB: ¿Cómo se representan el tono, el timbre, etc. en su modelo de la partitura? ¿Son categorías diferentes y, de ser así, tendrían su propio espacio formal en la línea vertical?

CB: Forman parte de la categoría sonora. Podríamos utilizar las notaciones ordinarias que se encuentran en el lenguaje musical, pero yo lo he mencionado sólo para ilustrar algo, no quiere decir que vayamos a poner en práctica un sistema de este tipo.

VB: Los ejemplos de textura que usted ha dado han sido vocales.

CB: Podemos añadir atributos no vocales que también articulan ideas inconscientes. Pensemos en el *color*. En la música hace referencia al timbre, aunque también puede referirse a un determinado tipo de lenguaje orquestal, como por ejemplo el que podemos encontrar en Debussy. También nos referimos al color en la lengua, cuando hablamos de frases llenas de color. Puedo decir: "Hoy tengo que ir a comprar algo", pero eso no tiene color, y también decir: "Hoy tengo que ir a comprar comida", que le suma algo de color, o decir: "Hoy voy a ir al mercado a comprar carne y pescado", que le da aún más color al enunciado. Pero si yo dijera: "Hoy iré a la tienda del Sr. Steele, que está en la calle Flask Walk, para ver si tiene pierna de cordero y luego me iré al mercado de pescado de Hampstead a ver si tienen salmón noruego salvaje", el oyente habrá experimentado una expresión más colorida y específica en comparación con las anteriores.

El color de la lengua de las personas varía. Uno de los problemas que más se repiten en el trabajo del analista es el hecho de que acepta el lenguaje abstracto en el que una simple pregunta evocaría frases más coloridas del paciente. El paciente podría decir: "Pues ayer visité a algunas personas", y el analista simplemente puede aceptarlo tal cual y trabajar con el concepto de "visita" y las personas serían irrelevantes. Si el analista se hiciera eco de las últimas palabras y dijera: "¿Personas?", el analizando podría continuar diciendo algo así como: "Sí, fui a ver a mi ex-marido, que estaba en el hospital y quería verme y cuando estaba allí, vi a mis ex-suegros, lo que resultó extraño, y luego más tarde me junté con mi editor, que tenía cosas bastante inquietantes que decir sobre mi última novela". Esta descripción es mucho más específica y evocadora que: "visité a algunas personas".

La facilitación de las líneas de pensamiento es una función crucial del potencial de actuación del analista. Al subrayar determinadas palabras o frases del analizando, el analista pide ayuda al inconsciente, lo que indica que el inconsciente del analista es receptivo al más pequeño de los detalles comunicados por el paciente. Para Freud, estos "detalles aparentemente irrelevantes" eran los más importantes.

El requerimiento de Freud de que los pacientes fueran completamente francos resultó imposible. Irónicamente, los analizandos pensaron que esto significaba que deberían hablar de asuntos conscientes que ellos preferían mantener en secreto. Si Freud hubiera podido comunicar a sus analizandos que él únicamente quería que ellos hablaran de su vida cotidiana, y no tratar de llegar a secretos oscuros y profundos, habría promovido enormemente la causa de la asociación libre. Es en los vínculos que existen entre los detalles aparentemente triviales de la vida corriente, pasando de una historia a otra, donde el analizando revela una lógica inconsciente que, con el tiempo, resulta ser esclarecedora.

Me gustaría volver a ese punto—su creencia en la creatividad inconsciente del analizando—, pero por ahora quiero señalar cómo su ejemplo ilustra la función de "voz". En efecto, parece como si esto introdujera la retórica del discurso en el inconsciente como si se tratase de un factor dinámico.

CB: Porque la enunciación es una expresión inconsciente. Acarreamos muchas ideas a través de la forma en que hacemos que suene nuestro lenguaje. Nuestros afectos y experiencias emocionales son, en gran medida, expresados a través de la voz.

VB: En efecto, en este punto, parece como si la metáfora sinfónica se volviera aún más pertinente.

CB: Sí y no. Yo uso la imagen de la partitura sinfónica porque sabemos qué aspecto tiene y lo que indica, por lo tanto resulta útil como modelo. Y cuando pensamos en los puntos de convergencia, en cómo las diferentes líneas de pensamiento se encuentran en puntos nodales, entonces la *realización sonora* de la partitura es un ejemplo relevante, ya que se trata realmente de la forma en que la lógica orquestal "habla".

No tengo intención de que pensemos en el inconsciente como si se tratara de una sinfonía, es tan sólo una manera de imaginarlo. Me ayuda a pensar en la dinámica de los ejes vertical y horizontal del pensamiento inconsciente. "Veo" el modelo del inconsciente de Freud como una lógica secuencial de líneas en zigzag. *Si* conectáramos las notas en un pentagrama, entonces podríamos seguir una línea musical de pensamiento según se movía tanto vertical como horizontalmente (o, dicho de otro modo, en diagonal). De ahí lo del zigzag. Pero una sinfonía contendría muchas líneas diferentes de pensamiento al mismo tiempo, así que si deseáramos ver la conexión existente entre esas notas, utilizaríamos una especie de sistema de códigos de color que ilustraría cómo se movían las líneas en un patrón, según fueran interpretadas por instrumentos diferentes. Como los instrumentos de una orquesta sirven en mi modelo como categorías de articulación, se puede ver cómo esta metáfora nos permite, según mi opinión, "ver" líneas separadas de pensamiento que se unen (un punto nodal), antes de seguir sus respectivos caminos.

VB: ¿Puede decir algo más sobre el silencio?

CB: La metáfora sinfónica nos permite incluir el silencio como factor inconsciente activo en nuestras consideraciones. Las secciones de una orquesta pueden permanecer en silencio, pero nosotros sentimos este silencio. Podemos seguir escuchando temas interpretados por, digamos, violines o trompas, incluso aunque estas secciones estén en silencio orquestal. El silencio es una ausencia presente y, a veces, el silencio de una sección orquestal puede estar más presente por la ausencia de su contribución sonora que las secciones que están activas sonoramente.

Bruckner transformó esto en un arte. ¿Quién puede escuchar la Novena Sinfonía sin tener casi siempre en mente las trompas, sobre todo en las secciones silenciosas, que sabemos que serán interrumpidas por el sonido rompedor de las trompas? Cuando llegan, por lo general, es algo que se espera temporalmente y apreciamos cómo *esta* lógica inconsciente—el pensamiento musical— nos lleva a través de la memoria a una forma de deseo, ya que las melodías interpretadas anteriormente, una vez restablecidas, llevan consigo expectativas de patrones de finalización similares. Bruckner cumplirá y no cumplirá ese deseo. El silencio desempeña un papel crucial en las emociones de expectación, frustración, demora y gratificación.

En la música, también hay una forma de sonido denominado "silencidos",[2] que se refiere a los demás sonidos que escuchamos cuando el compositor crea silencio. Puede tratarse de los sonidos de la gente moviéndose entre el público o de alguien tosiendo. En una sesión de análisis, el silencio puede dejar espacio para los silencidos de las respiraciones de los dos participantes, o para el sonido de los estómagos borboteando. Estos silencios se mueven a la vez tanto hacia fuera como hacia dentro. Hacia fuera, porque estos silencios abren la sesión a los sonidos que circundan a la pareja analítica y que no forman parte de la textura profunda del discurso, pero se mueven hacia dentro porque la atención se dirige al soma como categoría de articulación inconsciente.

La más evidente en esas ocasiones sería un silencio que le permitiera al analista percibir que el analizando está sintiendo una especie de sufrimiento, un tipo de respiración profunda que indica una angustia indecible, tal vez acompañada de lágrimas, pero sin el sonido del llanto.

Además, el silencio permite que uno oiga lo que los teóricos de la música llaman "biomúsica", el sonido del mundo sonoro no humano (incluso si se trata de un animal) que rodea a los participantes. Puede tratarse del sonido de un perro ladrando, un cartero echando las cartas en el buzón, el sonido de un teléfono a lo lejos, el sonido del viento, el sonido de la puerta cerrándose en la sala de espera. Un analizando puede estar en silencio con el fin de comunicar algo a través de la biomúsica, incluso si se trata de música accidental, por así decirlo. Pero permitir que los sonidos del mundo exterior hablen dentro de una sesión tiene una importancia inconsciente y forma parte del subconjunto del orden del silencio.

VB: Así que, en una sesión psicoanalítica, tenemos categorías básicas de expresión y tenemos líneas de pensamiento que operan dentro de sus propios órdenes como parte de una categoría.

CB: Las categorías son formas genéricas de pensar y articular las ideas inconscientes. Una línea de pensamiento puede utilizar diferentes órdenes simultáneamente o moverse a través de las formas, como cuando una secuencia lógica de pensamiento narrativo se expresa también a través del tono de voz y del silencio. Estas otras líneas de pensamiento expresan el pensamiento a través de dichas categorías diferentes respectivamente.

Así que imaginemos que una paciente dice: "A mí me RESULTA INTERESANTE mi tío", como parte de una narrativa y sigue al relato del analizando su necesidad de orientación, su apreciación del análisis. La sesión comienza cuando ella dice que piensa que echa de menos estar con alguien, pero no le parece que los hombres sean lo suficientemente interesantes. Entonces podemos ver que muy posiblemente la secuencia narrativa lleva al analista-tío a ser un objeto de deseo. Se enfatiza la palabra "resulta" para llevar la atención al tío como un objeto encontrado. El tono de voz se hace más profundo y viene acompañado simultáneamente de un timbre rico que le da una especie de énfasis sensual a "resulta". Ella hace una pausa después de decir resulta, y también hace una pausa después de decir "mi tío", por lo que su compás, dice lo siguiente: "A mí me … RESULTA … INTERESANTE … mi tío". La duración y la sintaxis se combinan aquí para aislar y subrayar el sujeto, el objeto y las cualidades adverbiales del pensamiento de la paciente. Al mismo tiempo, la paciente se recuesta sobre su lado, se acurruca y se pone la mano debajo de la cabeza. El cuerpo habla. El analista siente esto como algo erótico, por lo que el fin de la contratransferencia se une a los otros órdenes y categorías. Una línea de pensamiento se expresa a sí misma a través de varias categorías diferentes al mismo tiempo, en tan sólo unos segundos.

VB: Algunos de estos órdenes son, por supuesto, únicos para el psicoanálisis.

CB: Sí, sin duda ninguna. Mientras que los órdenes que se encuentran en la categoría del lenguaje o de lo sonoro resultarán familiares a las personas de otras disciplinas, el orden de transferencia— entendida como una forma de pensamiento inconsciente—es apreciado únicamente por el psicoanálisis. Si a esto añadimos la contratransferencia, observamos cómo este instrumento de articulación inconsciente es aún más específico del psicoanálisis, ya que sólo el psicoanalista que entiende lo que sucede dentro de sí mismo es *a menudo* la articulación que realiza el paciente de una idea que únicamente se puede pensar a través de la experiencia interior del otro.

VB: Así que la metáfora de la sinfonía resulta aún más adecuada, ¿es debido a que las ideas musicales se manifiestan a través de instrumentos diferentes? Un tema puede escucharse con las trompas, los timbales y los violines, cada uno de ellos con diferentes sonidos, cada uno con su propio tono, textura y una duración distinta de la vibración.

CB: Sí, es una de las razones por las que es útil, ya que nos permite imaginar los procesos inconscientes. Tiene posibilidad de concepto.

VB: ¿Cómo podemos distinguir entre categorías y líneas del pensamiento?

CB: Las categorías hacen referencia, fundamentalmente, a diferentes formas de articular el pensamiento. Escribir una palabra, pronunciarla, hacer que salte una idea, establecerla en una relación, son actos que siguen diferentes características de forma. Sin embargo, la misma idea, se puede pensar—o expresar—en diferentes categorías al mismo tiempo.

Imaginemos el enunciado: "Quiero ir al granero a por un cubo de agua". Como una lógica de la secuencia narrativa, puede formar parte de una línea de pensamiento que revela la idea inconsciente: "He estado buscando buena leche, pero no puedo encontrar nada, incluso en un granero, así que me tendré que conformar con agua". Sin embargo, al mismo tiempo va acompañado de un movimiento brusco de la mano. El cuerpo habla. Solo, sin palabras, el gesto sería difícil de entender, pero acompañando a las palabras, puede que exprese la idea de oscilación brusca que manifiesta la diferencia entre la leche y el agua.

Vamos a incluir la voz. El hablante enfatiza la palabra "quiero" pero dice la palabra "agua" con un tono de decepción. Esta articulación expresa la idea de querer y la idea de estar decepcionado a través de la forma en que suena la oración. La palabra "quiero" forma parte de una cadena fonémica de ideas en la sesión, el paciente ha usado otras palabras que suenan de manera parecida: "Voy a querer", "espero", "errante".[3] Los sonidos parecen decir que el yo está vagando en un estado de ánimo carencial.

Añadamos los órdenes de la transferencia y la contratransferencia, parte de la categoría relacional. El impacto ilocucionario de la oración que hay dentro del pensamiento transferencial supone una exigencia de gratificación analítica. El analista, asediado por los deseos interminables en este paciente, siente: "oh no, otra vez no, esta persona siempre está queriendo". Podríamos seguir con el tema, pero creo que con esto basta para hacer ver lo que quiero decir. Vemos una línea de pensamiento expresada simultáneamente en diferentes categorías de articulación inconsciente, cuyo efecto total no se diferencia del de una idea musical expresada a través de la armonización de diferentes instrumentos.

VB: ¿Entonces estamos hablando de una sola línea de pensamiento, o de muchas?

CB: Es una línea de pensamiento expresada a través de diferentes categorías y de sus órdenes al mismo tiempo. Cuando Freud postuló su teoría de los puntos nodales, sostuvo que las diferentes líneas de pensamiento pueden unirse por el mismo sendero durante un tiempo antes de separarse. Aquí vemos una sola oración, expresada en diferentes categorías al mismo tiempo: impulsos, recuerdos, paradigmas relacionales de objeto y otros fenómenos psíquicos se articularán en diferentes órdenes. Ellos no siempre "hablan" en un orden solo. Una pulsión se puede expresar en el lenguaje, o en el impulso de la voz del hablante, o en un movimiento corporal, o en la contratransferencia del psicoanalista.

VB: ¿Cómo conceptualiza el sueño estas formas de pensamiento inconsciente? Si nos atenemos a la condensación, al desplazamiento, a la sustitución, etc., ¿cómo lo vemos funcionando en esta categoría en particular?

CB: La armonización es la condensación. Una idea se puede expresar en diferentes categorías (o en diferentes órdenes dentro de la misma categoría) que convergen en un sentido armónico, ya que van todas al unísono. Pero cada articulación independiente puede ser aislada y descubierta espontáneamente y, a su vez, esas articulaciones pueden ser temas en desarrollo dentro de su propia línea de vida que preceden al momento armónico dado que se relaciona con otras armonías y melodías.

También podemos referirnos al pensamiento musical cuando conceptualizamos líneas simultáneas aunque independientes de pensamiento que no convergen pero que se enfrentan entre sí, tal como ocurre en la polifonía o el contrapunto. En la polifonía hay líneas independientes de pensamiento que van de la mano, pero cada una de ellas en busca de su melodía propia.

Una vez más, no estoy sugiriendo que el inconsciente esté estructurado como la música, porque no creo que lo esté. Pero los elementos de la música y de la partitura musical nos ofrecen una buena representación del movimiento dinámico de la vida inconsciente, como cualquier otro modelo que podamos encontrar. Como la música es una forma de pensamiento inconsciente—aunque sea sólo una forma—ilustra, no obstante, el inconsciente de un modo que ni la pintura ni incluso la escritura pueden lograr. Por ejemplo, sólo en la música se pueden articular (y percibir) ideas independientes expresadas de manera simultánea, al fusionar elementos independientes en melodías armónicas temporales. También puede ensamblar lo ideacional, lo afectivo y lo corporal de maneras no organizables a través de otras formas inconscientes de articulación. Se mete dentro de nosotros y, sin embargo, está fuera de nosotros. Si escuchamos música, estamos despiertos, pero dentro de una lógica de sueño de la creación del otro. Creo que esto también le sucede al estado subjetivo del analista en la experiencia psicoanalítica.

Si nos sometemos a las comunicaciones inconscientes, entonces nos dejaremos llevar por los numerosos sistemas diferentes de expresión inconsciente, como los que nos encontramos al escuchar música. De hecho, cada una de las formas principales de expresión artística—música, literatura, pintura—se deriva de su propio proceso inconsciente y, evidentemente, no son la misma forma. Afortunadamente, no tengo que ocuparme de ese asunto y sólo hago referencia a la partitura musical como una imagen que a los psicoanalistas nos puede servir de andamio sobre el que poder construir una teoría de la articulación inconsciente en la hora clínica.

VB: ¿Cree usted que podemos aprender a entender el inconsciente mejor de lo que lo hacemos?

CB: Si entendemos que las formas inconscientes de articulación son secuenciales y si contamos con formación suficiente para seguir estas secuencias, entonces nuestro inconsciente receptivo construye matrices perceptivas para la comprensión de tales secuencias. Si nos resistimos a la comprensión de secuencias; si, por ejemplo, excluimos la articulación inconsciente a través de la organización prematura de material, entonces no vamos a aprender a leer el inconsciente.

VB: Bueno, entonces vamos a pensar en otra cosa. ¿Qué le parece el ritmo? ¿Forma parte del pensamiento secuencial?

CB: La sesión de una persona tiene unos ritmos característicos. La forma de empezar, un conjunto de pausas, de vacilaciones, de repentinas observaciones significativas, de divergencias, de volver a un tema principal aunque sea por poco tiempo, luego lo que parecen ser desdobles en los que el analista puede sentir que el paciente se ha salido por completo de los principales temas inconscientes, pero luego—una vez más, al igual que con la música—se vuelve al tema principal. El inconsciente del analista no sólo percibirá ese ritmo, sino que también se pondrá en sintonía con él. Entonces entrará en el ritmo a menos que sea tan arrítmico y discordante que éste se afirme como una manifestación de un problema de carácter. Puede que un paciente no tenga otro ritmo que no sea un tema constante, sin variación, sin textura, nada. Eso, sin duda, llama la atención del analista.

VB: ¿Qué pasa con los estados de ánimo?

CB: Las obras musicales están compuestas, por lo general, en una determinada clave. Habitualmente, el do mayor es la clave de la alegría y el júbilo, el do menor es la de la concentración e introspección, la bemol mayor se usa para las celebraciones y para la devoción humana. Del mismo modo, tenemos los estados de ánimo y sería de gran ayuda que nos informaran en una presentación clínica del estado de ánimo de la sesión. Es el tono en el que una persona expresa el yo.

VB: En la época barroca se produjo un intento de crear un vínculo directo entre la música y las emociones.

CB: La doctrina de los afectos. Bueno, comprensiblemente ésto se ve como un esfuerzo ya anticuado, en parte porque creían equivocadamente que podía existir una correspondencia directa entre una nota musical y una emoción. De ese modo, una clave mayor que se moviera rápidamente equivaldría a un estado de ánimo feliz. La música, sin duda, juega con nuestros afectos, construye experiencias emocionales que, en sí mismas, están basadas en la clave mayor de la obra. Pero cuando articulamos los afectos inconscientes, las emociones, o las cualidades mentales, una secuencia de cualquiera de dichas expresiones debe su significado no a algunos criterios externos (lo rápido implica lo feliz), sino a la lógica psíquica interior del sujeto que habla.

VB: ¿De qué manera entiende las cualidades mentales?

CB: Está bien que identifiquemos determinados afectos importantes, como la ansiedad o la depresión, pero creo que se trata de categorías muy rudimentarias que nos dicen muy poco sobre el estado de ánimo de una persona. Una emoción no se define por sí misma porque, a pesar de que se compone de determinado afectos, también se compone de ideas y de otras materias psíquicas. Sin embargo, hay cualidades identificables para la manera en que articulamos las ideas inconscientes, que no son ni tan crudas como los afectos, ni tan complejas como las emociones.

Tomemos, por ejemplo, la "ironía". ¿Se trata de un afecto? Ciertamente, no carece de afectos *per se*. Pero es mucho más que un afecto. Nosotros sabemos que se trata de una ignorancia fingida que tiene la intención de provocar otra cosa. En parte se trata de un acto de habla que infiere lo contrario de lo que se dice literalmente y, en parte, puede deducirse de un tono sutil de sarcasmo para que podamos ver cómo la voz entra en escena. Pero no es necesario usar la voz, ya que podríamos decirle al otro que "sin duda sabes bien de lo que estás hablando" y quedarnos mirando al techo, para que la misma expresión de la cara haga que el comentario se convierta en irónico.

Tomemos la cualidad del "esfuerzo". Una vez más, ¿es un afecto? Sí y no. Creo que se trata más bien de un estado de ánimo, compuesto a su vez de numerosos elementos. Así pues, también cuenta con muchas otras cualidades mentales: curiosidad, entusiasmo, seriedad, consideración, atontamiento, confusión, seducción, desesperación, etc. Nos vendría bien un índice para identificar estas cualidades mentales. Podemos ver que la notación de estas cualidades mentales depende totalmente de nuestra capacidad de percibirlas y la ironía se puede perder debido a que algunos "no la pillan". Así pues, un índice de las cualidades mentales, nos permite identificar y anotar un "lenguaje" sutil que es adquirido de forma inconsciente, que depende por completo de nuestros estados de madurez psíquica y que resulta profundamente significativo para nosotros mismos como seres conscientes. Un sentimiento es, como sabemos, un estado de transición de la mente entre las percepciones inconscientes y los registros conscientes de lo que se está percibiendo mientras ocurre. La percepción de estas cualidades forma parte de ese acto perceptual.

VB: Así que si estuviéramos redactando una presentación clínica, ¿le gustaría ver algún sistema de notación que indicase las cualidades mentales del discurso?

CB: Sólo si estuviéramos comprometidos en un estudio de la comunicación inconsciente, ya que ayuda a iluminar la complejidad dinámica de la mente.

VB: Una crítica de su modelo sinfónico es que parece eliminar el concepto analítico del conflicto. ¿Qué hay de psicodinámica en todo eso? ¿Cómo interactúan las fuerzas en este modelo si todo se está moviendo hacia adelante, como si fuera una especie de conjunto?

CB: Los conflictos de la mente se despliegan de forma inconsciente al pensarlos inconscientemente. Es importante distinguir entre los conflictos inconscientes y el inconsciente que organiza estos conflictos. El modelo sinfónico supone una forma de conceptualizar la forma en que funciona el inconsciente.

En el movimiento de esta sinfonía hay muchas líneas discrepantes de pensamiento que pueden estar en conflicto entre sí. Por lo tanto, si vamos siguiendo una idea del flujo de las asociaciones libres, eso puede dar lugar a una oposición a través de la voz o a través de la transferencia (es decir, sobre lo que actúa). Resulta útil tener en cuenta que este modelo se ocupa del hecho de que, al pensar de manera inconsciente la mayor parte del tiempo, estamos pensando por ello en nuestros conflictos de forma inconsciente y que en dichos pensamientos, por supuesto, se incluyen las oposiciones en la mente cuando se piense en ellas.

VB: ¿Y las defensas?

CB: Las defensas son acciones mentales que pueden articularse de muchas maneras diferentes, desde un enunciado dentro de la lógica de la secuencia narrativa que expresa la negación, o la vuelta a lo contrario, a la formación de una reacción, a la categoría de lo imaginario y, en particular, al orden de proyección en el que las partes del yo son expresadas a través de divisiones que se reúnen en diferentes objetos, a los aislamientos de afecto expresados mediante el sonido de la voz.

VB: ¿Es la idea de que estamos absortos en muchas líneas diferentes de pensamiento uno de los motivos por los que usted especifica que no estamos tan absortos en la transferencia?

CB: Sí, es uno de los motivos. Aunque la transferencia sea un orden que se produce *todo el tiempo,* el hecho de que *esté allí* no implica que englobe en sí a todos los demás órdenes y a sus categorías del pensamiento inconsciente. Como se ha expuesto anteriormente, Freud nunca previó la transferencia de esta manera. La transferencia podría ser "inobjetable", lo que significa que no había nada del significado inconsciente operando en ella. El paciente podría estar usando la mente del analista para asistir a su propio proceso inconsciente de pensamiento y este es el uso del objeto. La transferencia es una *forma* de pensamiento y, si asumimos que es algo que actúa sobre el analista, puede ser una forma de actuación útil (una especie de colaboración), una destitución invasiva de partes no deseadas de la personalidad, una actuación del padre sobre el analista que ahora adopta la posición del propio yo niño del analizando. Simplemente, hay demasiados tipos de actuación sobre algo para enumerarlos todos, pero todos ellos forman parte del orden de la transferencia de la que se compone la categoría relacional.

VB: ¿Cómo ve usted la proyección en cuanto forma de articulación? ¿Está en la categoría relacional? ¿Como en las "relaciones de objeto"?

CB: Yo creo que tenemos que establecer una división del mundo imaginario y el mundo relacional en dos categorías separadas. De lo contrario, un término como la proyección está tan saturado que pierde su significado. En este punto me permito sugerir una categoría, lo imaginario (según Lacan), que incluye la proyección como uno de sus órdenes. Esto se referiría a la proyección, ya que se lleva a cabo en el "mundo interno" que, para estar seguro, es un universo relacional, pero dentro de la categoría de lo imaginario.

Con ello se reconoce algo que todos sabemos, que no sólo pensamos en imágenes, sino que también las pintamos, las dibujamos o las esculpimos, así que es evidente que existe una forma muy diferente de articulación de las ideas inconscientes que opera en esta categoría. Y, aunque exista un largo debate sobre si las imágenes pueden ser transmitidas con palabras—hay quien diría que siempre están subordinadas al lenguaje y nunca son transmitidas en sí mismas—yo creo que, en la medida en que afecta al psicoanálisis, reconocemos que los analizandos retratan su mundo interno.

A veces pensamos en imágenes y cuando las comunicamos, incluso a pesar de que estén sometidas de manera inmediata a la categoría del lenguaje, las palabras son, no obstante, capaces de transferir lo imaginario a su propio ámbito articulado. Podemos imaginar a la vez que el hablante, pensando en imágenes.

Sugiero que la categoría relacional se ocupe de la identificación proyectiva, que yo utilizaré ahora para definir esas formas de proyección que utilizan objetos reales o de otro tipo para acarrear partes del yo. Incluidos en la categoría relacional están, por supuesto, la transferencia, pero como una representación, como algo sobre lo que el analista está actuando. Volviendo a la categoría imaginaria, también nos encontraríamos otro orden para la transferencia, por lo que aunque esto pueda resultar confuso, tendríamos dos órdenes diferentes de transferencia marcada. Pero la transferencia que tiene lugar en la categoría imaginaria se diferencia tanto de la transferencia que tiene lugar en la categoría relacional que creo que esta diferencia intrínseca necesita del reconocimiento conceptual. La categoría relacional abarca un campo de las relaciones reales que se producen entre el yo y el mundo de los objetos, sobre todo con los otros, que también incluye un orden de interrelación, un orden de relaciones entre sujetos, así como los otros órdenes de los que hemos hablado. No podemos dedicarle más tiempo a esto, pero espero que en el futuro volvamos a tocar este tema.

VB: Volvamos al razonamiento consciente. Usted sostiene que nuestra conciencia está determinada inconscientemente, ¿incluso incluyendo lo que consideramos un pensamiento razonado?

CB: Sí. Sin embargo, en este momento nos encontramos en otra región, la de la percepción inconsciente y por eso hemos estado hablando hasta ahora de la articulación inconsciente. Cada uno de los órdenes de expresión también es receptivo. Como se ha expuesto en otro lugar, la mente inconsciente no sólo crece, sino que se constituye a partir de su crecimiento. Dado que pensamos a través de diferentes categorías (y de sus órdenes), no sólo articulamos nuestros pensamientos de las maneras más diversas y complejas, sino que expandimos simultáneamente nuestras capacidades perceptivas inconscientes.

VB: Si volvemos al pensamiento inconsciente, usted sostiene que gran parte, si no todo el trabajo de un psicoanálisis, es inconsciente, refiriéndose a la teoría de la atención homogéneamente suspendida de Freud. ¿Podría decir algo más al respecto?

CB: Creo que la única razón por la que esto parece una cuestión difícil es por la confusión de las dos teorías del inconsciente que se da en el análisis. Si optamos por el Freud que veía el inconsciente como algo primitivo y llevado por los instintos, si a continuación, se vincula esto como hizo él con el ello y se ve el inconsciente como algo aborigen, entonces es difícil cambiar los marcos de referencia para apreciar lo sofisticadas que son las formas inconscientes del pensamiento. Pero cuando Freud dijo que él captaba la deriva del inconsciente del paciente con su propio inconsciente, estaba reconociendo de manera implícita la inteligencia de los procesos inconscientes. Aquí, sin duda, el inconsciente no era el sistema inconsciente de su modelo topográfico ni el ello de su modelo estructural.

VB: Es evidente que piensa que esto tiene implicaciones clínicas generalizadas.

CB: Si tuviera que elegir un área en la que creo que el psicoanálisis sufre de una ceguera devastadora sería esta, es decir, el fracaso a la hora de entender la creatividad inconsciente del analizando. Esto es una tragedia no sólo para el facultativo clínico, que pierde de vista las contribuciones del analizando, sino, lo que es más importante, significa que los analizandos han sufrido a lo largo de generaciones del psicoanálisis. Hemos perdido de vista la forma en que el analizando trabaja dentro del psicoanálisis. Este trabajo no dependía del análisis, para empezar; de hecho, el psicoanálisis evolucionó a partir de un reconocimiento de este trabajo y el psicoanalista se convirtió en un compañero de trabajo con la forma en que todos pensamos. La apreciación que hace Freud de la lógica de la secuencia celebra tácitamente la colaboración del analizando, que no puede evitar sino hablar de acuerdo con su inconsciente. Por lo tanto, es sólo una cuestión de tiempo hasta que el inconsciente del analista capte un patrón de pensamiento (sin duda a partir de diferentes formas de pensamiento inconsciente) que le permita entender algo.

VB: Pero, ¿qué le dice usted a los analistas que, al oír esto, sostendrían que está omitiendo la forma en que los pacientes se resisten al análisis o intentan romper los vínculos en sus propios pensamientos, o para quienes las defensas son tan intensas que logran muy poca penetración en el yo?

CB: En primer lugar, antes de ocuparnos de las resistencias, debemos apreciar la presencia de la creatividad y la cooperación inconscientes en el analizando. Los analizandos están trabajando en múltiples problemas en sus análisis y no es el analista quien les pone a trabajar en esto, son ellos mismos los que se dedican a trabajar en cuestiones psíquicas.

VB: ¿Qué es la motivación?

CB: El placer.

VB: ¿El placer?

CB: El dolor mental, la confusión psíquica, o lo "cuestionable" nos impulsa a resolver su falta de placer. Trabajamos para entender algo porque entender algo es, en su sentido principal, algo placentero. Puede que finalmente se convierta en algo agradable debido a que entender supone cumplir un deseo de búsqueda de sentido o, dicho de manera más simple, dominar una realidad difícil. Nos involucramos en el trabajo inconsciente porque nos impelen a hacerlo a través del principio del placer que encuentra en el "juego combinatorio", el placer de pensar. Así pues, pensar está, en última instancia, al servicio del principio del placer.

VB: Estoy percibiendo una "y".

CB: Pensar también es necesario para la supervivencia. Nuestra especie no habría sobrevivido sin los procesos inconscientes del pensamiento. Así pues, también estamos trabajando en los temas que nos preocupan—y que podrían ponernos en peligro en el sentido filogenético—al buscar soluciones para el problema. Por lo tanto, el principio de realidad es una parte del motivo por el que nos esforzamos para resolver los problemas en el análisis, pero no en el sentido estricto del analizando que busca resolver un determinado problema porque piensa que debería solucionarlo. Precede a dicho impulso. Incluso si la persona lo evitara de manera consciente y no quisiera atender a los problemas que se presentaran, no sería capaz de detener la parte de la personalidad que lucha por resolver estos problemas, ya que nos vemos impelidos a hacerlo.

VB: ¿De qué manera encaja esta observación en su forma de trabajar?

CB: Creo que es una parte importante de la alianza terapéutica que el analista señale al analizando cómo está creando el análisis. Por muy importante que sea el papel del analista, depende en última instancia de lo que el paciente haya creado. La mayoría de los analizandos son ajenos a su propia creatividad y, al reflexionar sobre sus numerosas líneas de pensamiento, indicamos al analizando lo rica que es la fuente de pensamiento en la que se encuentra realmente.

Este no es un momento microacadémico. Al referir el análisis al inconsciente del analizando estamos apoyando esa relación de objeto que existe entre la conciencia y la inconsciencia. Esto ayuda a que el analizando aprecie las razones prácticas del proceso de asociación libre porque entonces puede ver por qué se les anima a que digan simplemente lo que les viene a la mente. También desarrolla su aprecio por el pensamiento inconsciente en sí.

Psicohistóricamente, esto se construye sobre una relación de objeto que ha sido reprimida o que se ha perdido debido a la amnesia infantil: la relación del yo con un otro inteligente, encarnado en la madre. La relación del yo con la madre es, entre otras cosas, una relación con el inconsciente de uno mismo, ya que al principio el inconsciente fetal y el materno apenas pueden distinguirse el uno del otro. Con el tiempo, la presencia efectiva del inconsciente materno retrocede a medida que el inconsciente del yo emerge por propio derecho, aunque, por supuesto, habrá asumido mucho de lo que le ha sido transmitido por el objeto materno.

Igual que el inconsciente materno nos cuidaba, eso mismo hace nuestro inconsciente y creo que esto lo sabemos. Nuestro sentido de que debemos confiar en nuestros "instintos viscerales" o en el "sentido" de las cosas significa que nos entregamos a nuestro sentido inconsciente de las cosas en vez de a algún otro orden. Esto no implica que tengamos razón. De hecho, nuestra respuesta visceral puede estar bastante equivocada, pero la relación de objeto es importante.

El trabajo psicoanalítico, debido a que tiene lugar entre la conciencia y el inconsciente, renueva la relación profunda del yo con la lógica materna, y creo que esto forma parte de la evolución progresiva del yo.

VB: ¿Incluso si implicara lo que parecería ser una regresión?

CB: Vincularse de nuevo al orden materno a través del Par freudiano hace desaparecer la represión de este orden y se vale de un yo de un nivel de creatividad más profunda de lo que sería el caso si no fuera así.

VB: ¿Y cómo se vincula esto con la práctica?

CB: Cuando se enfrenta en primer lugar con la atención del analista al orden de su pensamiento, es probable que el analizando lo vea con una especie de desprecio. Ese desprecio hacia el propio inconsciente del yo es un asunto complejo, pero uno de sus elementos es el desprecio hacia el orden materno. Al devolver el yo a una relación generativa con el objeto entre el yo y el orden materno, liberamos este orden dentro de nosotros, permitimos que se convierta en una parte fundamental de la forma en que vivimos y también le damos un estatus propio a la evidencia del orden materno.

La cadena de ideas que se revela a través de la lógica de la secuencia se sitúa ahora en su lugar adecuado. Por mucho que se hable de lo subjetivo o intersubjetivo que es el proceso analítico— es decir, como si estuviera falto de objetividad—sin duda no es el caso del orden de la secuencia. El orden de presentación de los pensamientos es un *texto oral* y constituye la integridad de la evidencia del analizando en la hora clínica.

Sin embargo, independientemente de lo que pueda pensar o sentir el analista al respecto, él puede olvidar aspectos del mismo o cambiar partes del mismo, y hacerlo resulta irrelevante para la integridad de ese texto. Sin embargo, el fracaso en la apreciación de este texto oral o en subyugarlo a la propia presunta licencia "coconstructiva" del analista simplemente supone sintomatizar la denigración constante de la vida inconsciente.

VB: Quiero retomar otra línea de articulación, la sintaxis. ¿De qué modo expresa un patrón gramatical los procesos inconscientes del pensamiento y, además, ¿cómo encaja esto en su modelo de la sinfonía, ya que los patrones sintácticos forman parte del análisis del discurso y no se les concibe generalmente como parte del lenguaje musical?

CB: Hablamos utilizando patrones sintácticos. Esto se observa mediante el examen de las formas en las que un escritor construye las oraciones. Dichos patrones sintácticos constituyen una línea independiente del pensamiento inconsciente. Lo correspondiente en música serían las formas típicas de crear frases musicales, utilizando la gramática de la música.

Aunque la lógica de la secuencia narrativa es detectable porque podemos recordar el contenido manifiesto y, en última instancia, descubrir en algunos casos los vínculos latentes, la sintaxis como expresión inconsciente está casi en su totalidad fuera de la conciencia, dentro de un análisis. Con esto me refiero al estilo de una persona como hablante y, aunque se pueda estudiar lingüísticamente, el efecto que tiene sobre el analista forma parte de la retórica del analizando.

VB: ¿Y el carácter?

CB: El carácter es una línea de articulación, una parte de la categoría relacional. Sin embargo, como ya se ha mencionado, cualquier línea puede expresar su lógica a través de múltiples categorías, y esto es lo que ocurre ciertamente con el carácter, ya que se articula a través de todas las categorías diferentes que hemos identificado. Cuando nos expresamos ante el otro lo hacemos dentro de todas las categorías de las que hemos hablado y el movimiento horizontal del carácter del yo constituiría acciones simultáneas en estas categorías, siguiendo un patrón sumamente idiomático.

VB: ¿Entonces el carácter existe sólo en los ojos del espectador?

CB: El otro es fundamental en la percepción del carácter. Yo no puedo percibir mi propio carácter, pero lo transmito al otro, que lo experimenta. En este sentido, es dicha experiencia la que constituye la percepción.

VB: ¿Cómo definiría esa percepción?

CB: El inconscientes receptivo del otro percibe cualquier patrón y el carácter es un patrón más. Aprendemos sobre este tipo de modelo, simplemente a medida que aprendemos los modismos de la lengua, de la música y del gesto, a partir de la experiencia. En el momento en que somos jóvenes adultos ya tenemos, en realidad, bastantes habilidades en la percepción del carácter, y eso desempeña un papel importante en por qué nos sentimos atraídos hacia algunas personas y no hacia otras. En las relaciones personales muy estrechas se produce una profunda percepción del carácter mutuo.

VB: ¿Y en el análisis?

CB: El analista experimenta el carácter del analizando. Como el analista es neutral—debido a que ha neutralizado su carácter hasta cierto punto—se abre a una profunda recepción del impacto que tiene el otro en él mismo: a la *alteridad*. Después de pasar muchas horas siendo *impresionado* por ese carácter, su modismo se establece en el inconsciente del analista como una matriz de presentaciones de cosas.

VB: Quiero que volvamos al núcleo de este debate, el uso que hace usted de la partitura sinfónica como modelo del inconsciente. Habrá quien piense que usted considera que el inconsciente trabaja del mismo modo que un pensamiento musical, especialmente porque ha recurrido a algunos de los elementos propios de la composición musical—compás, timbre, etc.—para aclarar las diferentes categorías de la articulación inconsciente.

CB: El objetivo de este modelo es darnos una imagen de trabajo de la teoría de la asociación libre de Freud.

El eje horizontal dibuja secuencias y, para Freud, era la lógica de la secuencia la que revelaba los contenidos mentales latentes, que es algo que la partitura musical nos permite visualizar.

El eje vertical nos permite imaginar las diferentes categorías de lo secuencial. Se ocupa de responder a la pregunta "¿qué es lo que se está secuenciando?"

Asimismo, una categoría es una manera independiente de pensar. Y, ciertamente, si tomamos el orden, la secuencia narrative—la lógica serial que fascinó a Freud—seguimos el significado exacto de la lógica de la secuencia de Freud. Él asiste a lo que aprendemos de la lógica inherente en la cadena de ideas. La lógica no está implícita en las unidades independientes del contenido narrativo manifiesto, sino que se encuentra en el "tejido" conectivo latente que se evidencia *en sí* con el tiempo cuando una lógica que conecta todo el contenido manifiesto independiente se revela. Los contenidos latentes sólo pueden captarse de forma retrospectiva, al menos conscientemente.

Por otro lado, inconscientemente, el inconsciente receptivo del analista, que busca todo y lo organiza en patrones, está descubriendo patrones en los tejidos conectivos del pensamiento y, a menudo, el patrón de pensamiento llega a la conciencia del analista en forma de idea genial.

No es muy diferente al placer que siente cualquier persona cuando encuentra un patrón. Sin embargo, he añadido otros órdenes, debido a que, aunque la secuencia narrativa es una manera muy importante de pensamiento, no es la única. Por otra parte, hay líneas de pensamiento en movimiento dentro de otras categorías que convergen en puntos nodales y que, durante algún tiempo, unen diferentes categorías en la expresión simultánea del pensamiento.

Quizás debería señalar una forma en la que amplío el modelo de la línea de pensamiento de Freud. Para Freud, el punto nodal constituye una convergencia de líneas inconscientes del pensamiento en el que se unen durante un tiempo y luego se dispersan. El sueño es el prototipo de un punto nodal, ya que es una convergencia de numerosas líneas de pensamiento en un solo objeto, después del cual cada una seguirá su propio camino. Pero una línea de pensamiento narrativo expresada en una sesión puede ser importante como lógica de progresión narrativa.

El significado reside en la lógica que desvela la secuencia. Sin embargo, al mismo tiempo, los objetos presentados a través del contenido manifiesto (la historia y sus personajes) pueden indicar otra línea de pensamiento que hemos de entender como proyectiva.

Ahora bien ¿cuál elegimos? ¿Hay una correcta y otra errónea? Añadamos a esto el significado emocional de la línea narrativa de pensamiento y, aún más, la estructura métrica o la fuerza ilocucionaria de lo expresado. ¿Estamos ignorando estos órdenes de articulación?

Me parece que no podemos. Cada categoría es registrada por nuestro inconsciente receptivo que elige un orden dentro de una categoría dependiendo del que *parece* tener prioridad sobre los otros, por lo general debido a que varias categorías de pensamiento se unen en la articulación de la idea. O bien, ¡es la categoría la que escoge al analista!

VB: Eso me parece algo crucial. Usted está diciendo que nos centramos conscientemente en cualquier línea de pensamiento que surge de una categoría (o de varias) basándonos en su llegada al primer plano de la conciencia.

CB: Sí. Puede ser que *me hicieran darme cuenta* a través de la categoría de la transferencia de que las referencias del analizando son a mí mismo, pero el orden de la secuencia narrativa me parece una línea más convincente del pensamiento. No se trata de desechar la línea de la transferencia, sino sólo de indicar que, en ese momento, la secuencia narrativa es la más significativa.

VB: ¿Cómo es posible escuchar el material, tanto en la manera freudiana como en la kleiniana? La recepción freudiana parece que se basa en una forma de escuchar que no interpreta el discurso en relación con el objeto, mientras que el enfoque kleiniano o británico entiende a las personas o a los acontecimientos como si siempre llevaran partes proyectadas del analizando o representaciones de otros objetos. ¿Cómo se puede escuchar el material desde estas dos perspectivas tan diferentes?

CB: El inconsciente es el que decide. Si usted cree, como yo, que escuchar el material desde ambas perspectivas es una manera legítima de percibir la realidad psíquica, entonces deje que sean el inconsciente del analizando y su propio inconsciente los que decidan cuál de las dos es la categoría más contundente al determinar sus catexis de atención.

VB: Al comienzo de la sesión, sin embargo, ¿qué disposición tiene?

CB: Estoy relajado. Si bien entiendo lo que quieren decir los analistas cuando se aterrorizan ante sus pacientes o se sientan al borde del asiento en un estado de ansiedad, no es así como yo empiezo la sesión. Estoy en una especie de estado meditativo. No me exijo a mí mismo ponerme a escuchar en busca de nada y no estoy a la espera de poder decir nada especialmente significativo. De esa manera, sigo muy de cerca la construcción de la atención homogéneamente suspendida de Freud. Puede pasar una sesión completa o más y sigo en ese estado de ánimo, sin decir casi nada de importancia, porque no tengo nada que decir.

Puede que sea importante compartir esto con el analizando, así que no lo dejo intrigado sobre esto. En cualquier caso, yo le indico al principio de un análisis la forma en que yo trabajo y el analizando sabe que yo no voy a intervenir diciendo algo simplemente por el mero hecho de crear algún significado.

Pero en la mayoría de las sesiones me centro en algo. El reconocimiento consciente de un patrón significativo es algo delicioso, ¿no es así? Si tengo suerte, por lo general suele llegar a partir de la categoría de la secuencia narrativa y prestaré atención a aquello sobre lo que el analizando parece estar trabajando.

VB: Así que tenemos todas estas categorías, que se mueven de forma secuencial, aunque no todas estén activas al mismo tiempo. De hecho, el silencio es un orden que, presumiblemente, detiene muchos de los otros órdenes. ¿Ve usted la articulación inconsciente, entonces, como algo integrado de algún modo por estas categorías respectivas? ¿Acaso se armonizan a medida que avanzan?

CB: No y sí. El concepto del momento nodal de Freud se ocupa de la ocasión en que varias líneas de pensamiento convergen en una sola correspondencia representacional. En ese sentido, al usar la partitura musical como modelo para representar este proceso, podemos decir que existe una armonización de las líneas de pensamiento.

Pero por lo demás, y en mi opinión en su mayor parte, las líneas inconscientes del pensamiento tienen poco que ver entre sí. De hecho, las líneas de pensamiento tienen temporalidades diferentes. Algunas están inconscientemente inactivas durante meses, incluso años, con pocos vínculos y servidas con cuentagotas, mientras que otras líneas de pensamiento se producen a diario. La historia de la obra de un compositor nos permite percibir esta diferencia, ya que algunas melodías tienen variaciones que se producen con frecuencia en la obra de un compositor, mientras que hay otros momentos en los que un tema se produce una vez y luego no vuelve a aparecer durante décadas. ¿Dónde ha estado todos estos años? ¿Dónde están las líneas de pensamiento que no se han representado en el discurso de un analizando durante meses, o incluso años? Siempre han estado ahí, siempre han estado activas en el inconsciente, pero no se han articulado.

Usted se habrá dado cuenta de que hasta el momento no hemos hablado del pensamiento inconsciente, sólo de la articulación inconsciente. Freud llegó hasta el punto de describir los procesos y ciertas características del inconsciente, pero no fue más allá. Creo que tenemos que dejarlo ahí por el momento, y tal vez haya que esperar mucho tiempo antes de continuar.

VB: Hemos cubierto mucho terreno tratando estas cuestiones, que comprendo que forman parte de sus primeras consideraciones sobre estos temas.

CB: Eso es cierto, pero es fundamental señalar que el modelo que propongo es bastante limitado. Su objetivo principal consiste en proporcionar un hogar conceptual a las diferentes formas de lógica secuencial inherente a los varios órdenes de articulación inconsciente.

En particular, estoy interesado en la lógica de la secuencia narrativa que Freud propuso como su teoría fundamental de la expresión inconsciente, visible en la lógica latente de las asociaciones libres del analizando. Hemos hablado de otras formas de lógica secuencial y de sus respectivos órdenes (y categorías) porque creo que es útil para contextualizar la lógica narrativa.

VB: Sin embargo, usted ha abogado claramente por una nueva forma de pensar la complejidad del inconsciente y una parte de sus intentos de formulaciones se refiere a un sistema de clasificación de las categorías y los órdenes de pensamiento que podrían ayudarnos a analizar más detenidamente una sesión analítica.

CB: Sí, tal vez. Pero si pensamos en la conceptualización de las defensas, por ejemplo, el modelo que utilizo para imaginar la expresión inconsciente resulta menos útil al pensar en la defensa que, por ejemplo, los modelos proporcionados por la psicología del ego y la conceptualización kleiniana. Cada modelo es limitado y mi propia visión, por así decirlo, no es ninguna excepción.

VB: Llegados a este punto, ¿qué le recomienda al lector?

CB: Si el lector ha entendido lo que quiero decir, si entiende el argumento básico, entonces debe olvidarlo.

VB: ¿Usted supone entonces que estará en el inconsciente y que cumplirá su cometido?

CB: Sí.

Notas

1. Énfasis mío.
2. En el texto original, aparece la palabra "silounds", mezcla de "silence" y "sound".
3. Los términos usados en inglés son "I go wanting", "wait" y "wandering", todos ellos con una estructura fonémica parecida.

CAPÍTULO III

La identificación perceptiva

Los psicoanalistas están familiarizados ya con la teoría de la identificación proyectiva, incluso si no están de acuerdo con ella. Este breve ensayo tiene como objetivo proponer otro concepto— el de la identificación perceptiva—para hacer una distinción en la teoría de las relaciones de objeto.

El término identificación proyectiva se utiliza con frecuencia para describir la proyección de las partes no deseadas (lo que no implica que sean malas necesariamente) de una personalidad, o bien en un objeto interno, o en un otro real, o en ambos. Puede tratarse de una forma de evacuación y de almacenamiento de partes de un yo—que cumple muchas funciones. El yo puede verse despojado por la descarga de dichas partes, pero pueden ponerse en contacto a través de formas de control remoto psíquico.

El concepto de identificación proyectiva se utiliza con frecuencia para explicar cómo el yo puede identificarse empáticamente con el otro. Pensemos en Hamlet. Podemos llegar a ser Hamlet mentalmente porque—como criaturas edípicas que somos—nos proyectamos en su carácter.

Sin embargo, este concepto singular de identificación presenta el problema de que se corre el riesgo de asumir que Hamlet existe porque lo hemos creado a través de nuestras proyecciones. En primer lugar, Hamlet tiene que existir antes de que podamos proyectarnos en él.

Otro problema es que, aunque la identificación proyectiva siempre desempeñará *algún* papel en nuestra relación con Hamlet, si se trabaja exclusivamente a partir de esta teoría de la percepción, la identificación, la empatía y la valoración crítica, se corre el riesgo de destruir la integridad del objeto en sí. Es difícil escapar de la realización irónica de que una teoría destinada a identificar cómo percibimos al otro a través de la entrada mental puede acabar en la sustitución del otro por el yo.

Hace algún tiempo propuse una fase de desarrollo después de la denominada "posición depresiva",[1] un periodo en la vida del niño en el que aprecia "la integridad" de un objeto. La llamé la era de la "integridad del objeto" y llamé a este objeto el "objeto integral" (Bollas 1995, pp. 87–92).

Creo que la teoría de Winnicott del "uso del objeto" describe una etapa en el reconocimiento del yo del objeto integral. Al destruir el objeto a través del uso subjetivo, el infante desarrolla un amor particular por el objeto, ya que sobrevive a su recreación imaginativa del mismo. Lo siguiente es la apreciación de las cualidades del objeto.

Existe un problema con el concepto de identificación proyectiva y es que no está interesado categóricamente en las cualidades del objeto en *sí*, sino en las proyecciones del yo en el objeto.

La identificación perceptiva se basa en la capacidad del yo de percibir el objeto como una cosa en sí.[2] Si el yo puede hacer esto, entonces puede disfrutar de las cualidades del objeto y nutrirse de la integridad del mismo. Cuanto más pueda percibir el objeto en sí, más celebrará el objeto como algo distinto del yo. Este modelo presupone la *jouissance* de la diferencia (no del parecido) y percibe implícitamente la separatidad del objeto.

La identificación perceptiva nos permite amar a un objeto. Se trata de una forma madura de amor, ya que no funciona de acuerdo con los axiomas intrínsecamente narcisistas de proyección e introyección, unos procesos que el psicoanálisis hace ya tiempo que ha reconocido como algo mentalmente primitivo.

En lugar de la separatidad y la diferencia que lleva a la distancia emocional—como algunos podrían suponer—ese tipo de amor crea la posibilidad de que se dé una gama más amplia y una mayor profundidad de intimidad con el objeto o con el otro. Al percibir las características del objeto, el objeto es amado *por sí mismo* y no *para uno mismo*.

Es por razones específicamente clínicas por las que propongo que utilicemos este término. En los últimos años me he preocupado por un desinterés sorprendentemente generalizado por parte de los terapeutas y analistas acerca de lo que el analizando en realidad está diciendo. Las primeras y cruciales palabras de una sesión, la selección inconsciente de temas, los patrones de ideas que se revelan por sí mismas (finalmente) a través del paso de un tema a otro, el sonido de determinadas frases, el efecto evocador y ramificante de una sola palabra, el largo alcance de una metáfora sugestiva, tienen tan poco interés para muchos facultativos clínicos que, o bien no se recuerdan, o no son tenidos en cuenta.

Freud definió el "psicoanálisis clásico" como el acto de seguir la cadena de ideas presentada por el analizando (Freud 1932a, p. 11), aunque reconoció que era su teoría menos compleja, quizá porque era simplemente una forma de decir que el analista debe escuchar lo que el analizando dice y prestar atención al orden de las ideas.

Sorprendentemente hay pocos analistas que puedan hacer esto realmente. En su lugar, bajo los auspicios de lo relacional, lo co-constructivo, de "jugar", o de "un sentimiento" o un "análisis de la transferencia", los analistas se meten en la sesión tan rápidamente que no les es posible percibir las asociaciones libres del analizando. (Debido a este *grado* de sobreintrusismo, no es necesario que pase mucho tiempo hasta que el analizando deje de realizar asociaciones libres).

Dicho de otro modo, no puede haber identificación perceptiva si el analista o terapeuta interviene antes de que el analizando sea capaz de establecer en la sesión su identidad narrativa, afectiva y de carácter. Tales intervenciones prematuras son la materia de la identificación proyectiva cuando el analista cree que sabe lo que está pasando inmediatamente, o si no, supone que sabe lo que siente o piensa, o ... ¡bueno, lo que sea! ... le da suficiente licencia para decir cualquier cosa.

Sin embargo, es importante tener en cuenta que las categorías respectivas de analizar la relación, o de tener en cuenta lo intersubjetivo, o el impacto del analista en el analizando, *son cruciales*, aunque sean fenómenos *independientes*. Combinar estos actos con las otras categories— por ejemplo, con la asociación libre—es cometer un error de categoría (Ryle 1949). Imaginemos que un crítico de teatro ha escrito una crítica de *Hamlet* pero su periódico recibe una carta criticándole a él por no haber hablado de la producción entre bastidores. Esta queja es un ejemplo de error de categoría. O bien, imaginemos que un crítico literario ha escrito sobre *Hamlet* explorando las rivalidades entre hermanos, pero un crítico reprende al autor por no haber hablado de las estructuras sintácticas de la obra. Eso sería otro error de categoría. Tales errores constituyen una pandemia intelectual en el discurso psicoanalítico contemporáneo.

La identificación perceptiva se basa en la suposición de que el yo y el objeto no son lo mismo y que la diferencia del objeto es vital para el yo debido a su separatidad y distintividad. Aunque, en el ámbito de las relaciones humanas, la identificación perceptiva reconoce que el yo y el otro compartirán al mismo tiempo elementos humanos y estructuras psíquicas comunes, la integridad del otro es tan única que se le debe dar tiempo para que cualquier yo comience a percibirla.

En el trabajo clínico, este conocimiento reconoce la necesidad de que el analizando establezca su integridad dentro de la sesión, primero mediante un tiempo de conversación suficiente para que revele los patrones *en* el pensamiento, en segundo lugar para articular algunas de las muchas dimensiones diferentes de carácter que hay a medida que *se habla* y, en tercer lugar, para dar tiempo a que los afectos se conviertan en experiencias emocionales.

Si la identificación proyectiva se mete dentro del otro, la identificación perceptiva se queda fuera para percibir al otro. El término "identificación" significa cosas muy diferentes para cada concepto. En la identificación proyectiva hace referencia a la identificación con el objeto, mientras que en la identificación perceptiva hace referencia a percibir la identidad del objeto. Ambas formas de conocimiento tienen que ser trabajadas en conjunto una con la otra, en una oscilación creativa entre apreciar la integridad del objeto y percibir su identidad y, a continuación, proyectar las partes del yo en el objeto, como una forma de imaginación.

Pensemos en la poesía o en la narrativa de ficción. Por mucho que nos metamos en un texto—distorsionándolo, trasportándonos a la ensoñación, poniendo nuestra vida en él—esta libertad sólo sería evacuativa si no percibiéramos la integridad de la obra. De hecho, la teoría de la proyección como evacuación sólo es posible si la integridad del objeto no presenta ningún interés para el yo, en cuyo caso cualquier objeto servirá de retrete psíquico.

La identificación perceptiva no es equivalente a "absorber" el objeto. Nuestro uso del concepto de identificación introyectiva podía errar de la misma manera al ver la identificación perceptiva como una forma de proyección, ya que no tiene que ver ni con poner algo en el objeto ni con tomar algo del mismo. Se trata simplemente de ver las cualidades del objeto.

Una teoría de la identificación perceptiva puede permitirnos pensar de forma diferente sobre la manera compleja en que usamos los objetos. Las identificaciones perceptivas, proyectivas e introyectivas se solaparán y, con frecuencia, se producirán simultáneamente. Sin embargo, la identificación perceptiva puede darse sólo si uno permanece el tiempo suficiente en presencia del objeto o del otro para que la base de amor de esta forma de saber se vuelva efectiva.

Notas

1. Véase Eigen (2004) para un debate esclarecedor de la vida psíquica más allá de la posición depresiva.
2. Para un buen análisis de la apreciación del yo de las cualidades de un objeto, véase Schachtel, 1984, pp. 167–170.

CAPÍTULO IV

¿Qué es la teoría?

I

Cuando Freud se inscribió a sí mismo en un rincón, se hizo partícipe de un tropo literario. Sería algo parecido a que "si creéis lo que he sostenido hasta ahora, habréis seguido la línea de pensamiento equivocada". Luego continuaría su camino tan contento dejando a muchos de sus lectores desconcertados sobre por qué se había invertido tanto tiempo pensando en ideas incorrectas. Los escritos de Freud simplemente demostraron su opinión de que pensamos de manera asociativa y libre. Normalmente, él no seguía una sola línea de pensamiento, sino decenas de "cadenas de ideas"—un término que él utiliza a menudo, igual que el de "trenes de pensamiento". Cuando estas líneas de pensamiento estaban en abierta contradicción entre sí, Freud hacía referencia al tropo anterior o decía que estaba bloqueado y aplazaba la decisión hasta después.

Hay un momento particular de *El yo y el ello* (1923b) que encuentro conmovedor. Al escribir sobre el inconsciente reprimido, cuando Freud está a punto de terminar el Capítulo I, le viene a la mente un pensamiento. No sólo son los contenidos reprimidos el inconsciente sino que también lo es la agencia que les compromete con el inconsciente.

Luego hace una pausa y afirma que parece que él tiene varias teorías diferentes del inconsciente. Por un momento apela a Dios para ver si el problema puede resolverse: "Una parte del yo—y Dios sabe lo importante que es esta parte—también puede ser inconsciente, sin duda, es inconsciente" (ibid., p. 9). Freud cae en una depresión literaria muy breve, preguntándose implícitamente si él debe desechar toda su teoría del inconsciente—"debemos admitir que las características de ser inconsciente comienzan a perder importancia" (ibíd.)—, pero termina el capítulo con un guiño al futuro y a la esperanza de que de alguna manera este problema se pueda resolver.

Freud expuso claramente que había dos formas de inconsciente: un *proceso* inconsciente y un *contenido* inconsciente. Sin embargo, mirando hacia atrás, como sin duda él lo hacía en cierto modo, su fracaso anterior de no querer olvidar esta distinción, creó confusión acerca de lo que quería decir cuando estaba refiriéndose *al* inconsciente. ¿Se refería a los contenidos reprimidos o al proceso de la represión? Pero el problema no termina ahí. Los procesos inconscientes no se limitan a reprimir ideas no deseadas. Igual que Freud señaló en repetidas ocasiones, hay contenidos inconscientes no reprimidos y, por lo tanto, implícitamente, hay procesos inconscientes que no operan reprimiendo contenidos sino formando contenidos motivados por otras razones.

Por desgracia, los psicoanalistas han tendido a centrarse en el inconsciente reprimido con exclusión del inconsciente no reprimido. Durante décadas, el inconsciente no reprimido ha sido caracterizado erróneamente simplemente como el "inconsciente descriptivo", lo que significa que no está organizado dinámicamente, sino que únicamente es algo bastante inerte. Se podría alegar que los recuerdos inconscientes, por ejemplo, forman parte simplemente de este inconsciente descriptivo, no reprimido.

Para los psicoanalistas clásicos, el inconsciente dinámico hace referencia a la represión de las pulsiones sexuales y agresivas que buscan retornar a la conciencia aceptable de una manera u otra. *Este* inconsciente es, por definición, parecido a una pulsión que busca descargar de la manera que pueda y cuando se engancha al pensamiento lo hace de forma bastante expeditiva.

Esto contrasta con el modelo del trabajo del sueño de Freud.

Aquí el inconsciente es una inteligencia de forma. Sus capacidades proprioceptivas no sólo reciben datos endopsíquicos del almacén del inconsciente, sino que también registran las experiencias "psíquicamente valiosas" del día, clasificándolas a medida que avanza el día en una especie de antesala anterior a los sueños, y luego organizan miles de pensamientos, que llegan a través del espacio intermedio de la experiencia vivida, a ser soñados. La creación del sueño no es sólo un logro estético extraordinario, también es la forma más sofisticada de pensar de la que disponemos. En un sueño se pueden pensar cientos de pensamientos en unos segundos, su propia eficacia resulta impresionante. Se puede pensar en el pasado, en el presente e imaginar el futuro en una sola imagen y se puede montar la gama total de afectos implícitos dentro de la experiencia de un día, en la que se incluyen todas las líneas de pensamiento que se ramifican y que se derivan de estas experiencias. Con la llegada del Par freudiano (véase Bollas 2002), el trabajo del sueño por fin tiene un compañero en el inconsciente receptivo del analista y podemos ver líneas infinitas de significado en las extraordinarias cadenas de ideas liberadas a través del *proceso* de asociación libre. El proceso de asociación libre es un logro del trabajo del yo.

Es sorprendente, dada la importancia que da Freud al trabajo del sueño (seguido de su libro sobre los chistes y su libro sobre la psicopatología de la vida cotidiana), que nunca construyera una teoría explícita de la percepción inconsciente. Tampoco dedicó ningún tiempo a indicar cómo el yo era el vehículo de la organización inconsciente y de la comunicación con el otro. He especulado que Freud reprimió su teoría del yo inconsciente, lo cual resulta bastante irónico. Quizás prefirió centrarse en el inconsciente reprimido, porque esto seducía el nombre del padre, la autoridad que *desterraba* las ideas no deseadas. Pero el yo (el *proceso* de nuestra mente) se forma en parte durante la relación del yo con la madre dentro de lo que he llamado el orden materno. La madre *da la bienvenida* al infante a la vida mental y aún falta mucho para el destierro de lo prohibido. De hecho, este *proceso inconsciente* es un largo periodo de necesidades y deseos por cumplir. Cuando Freud reprimió el conocimiento del orden materno, también se libró de una teoría de la mente que estaba basada no en el destierro, sino en la seducción. Se "olvidó" de esa parte de nuestro inconsciente que cumple creativamente nuestros deseos en todo momento, tanto soñando despiertos, como en conversaciones, relaciones, actividades creativas, etc.

Sin embargo, en su ensayo de 1915 sobre el inconsciente, Freud aturde al lector al afirmar que el hecho de que el inconsciente de una persona pueda reaccionar sobre el inconsciente de otra sin pasar por la conciencia es algo extraordinario. Lo que es extraordinario es que deba hacer esta observación en su ensayo metapsicológico sobre el inconsciente, en el que no hay espacio conceptual para este pensamiento. ¡Eso sí que es un retorno llamativo de lo reprimido!

Si Freud hubiera declarado inequívocamente que el yo no sólo era en su mayor parte inconsciente sino que también creó el sueño, el síntoma y todas las obras de la creatividad, habría permitido con ello que las generaciones posteriores de analistas vieran las cosas de manera diferente. Su concepto de la comunicación inconsciente, desreprimida en el comentario anterior acerca del inconsciente de una persona que reacciona sobre otra, *aludía* al pensamiento inconsciente como una forma tremendamente sofisticada de pensamiento.

En lugar de reconocer dicha sofisticación, Freud "embruteció" su teoría del inconsciente en el modelo estructural. Intentó incorporar su modelo topográfico de la mente al modelo estructural. Por lo tanto, el inconsciente del modelo topográfico se transformó en el ello. El inconsciente del modelo topográfico y el ello *no* son lo mismo. Lo que tenemos es una especie de abuso del modelo, ya que Freud intentó unir sin costuras una teoría del inconsciente con la otra. No sólo mantuvo el embrollo, sino que contribuyó a ello y lo que es más, al cambiar la forma del inconsciente no reprimido en el ello, el inconsciente era ahora una parte "aborigen" de la mente que se suponía que el yo tenía que amaestrar de alguna manera.

No es difícil entender lo que Freud estaba tratando de urdir. Por un lado, sabía que una parte de la vida inconsciente de una persona era primitiva, que acarreaba la historia de las primeras especies dentro de sí misma, contenía las fantasías sexuales infantiles y también era el origen de las pulsiones. Por otro lado, el trabajo del sueño revelaba una forma muy sofisticada de pensar. ¿Cómo se puede reconciliar el inconsciente primitivo con el inconsciente sofisticado? De hecho, no existe ninguna contradicción al entender sencillamente que, *al principio*, tanto la forma como el contenido—es decir el proceso y sus producciones—del inconsciente del infante eran primitivos. No obstante, con el paso del tiempo, el yo del yo se vuelve más sofisticado, lo que no significa que los elementos primitivos del inconsciente—las pulsiones, las fantasías infantiles, la envidia, la codicia, etc.—dejen de existir, sino que significa sencillamente que el procesamiento inconsciente de estos contenidos se vuelve cada vez más sofisticado. De hecho, desde el comienzo de la vida, el yo está trabajando lo primitivo a través del sueño, transformando los deseos en imágenes.

Hasta nuestros días, los analistas clásicos han pensado en la asociación libre como una forma de devolver los derivados de las pulsiones y apuntan con razón a los escritos de Freud como apoyo a este punto de vista. No estoy en desacuerdo con esto y es algo que, de hecho, se confirma en la práctica clínica. Sin embargo, el *otro* inconsciente, el inconsciente no reprimido, es de poca utilidad para los analistas clásicos.

En contra de la opinión de que este inconsciente receptivo es el inconsciente descriptivo, a diferencia del dinámico, la forma en la que organizamos lo que nos impresiona durante el día (lo que se evoca, y qué formas elegimos para pensar más en ello: soñar, hablar, escribir, pintar, componer, etc.) es, en realidad, un proceso de enorme dinamismo.

Lo que estoy haciendo con ello es condensar dos asuntos en uno solo, ya que me gustaría que convergieran por un tiempo antes de que vayan por caminos separados. En primer lugar, tenemos que ser conscientes de las implicaciones dinámicas constantes de este tipo de represión. En segundo lugar, el enigma de Freud sirve para poner de relieve los peligros de la formación de la teoría, así como el alcance y los límites de la misma.

El modelo topográfico de Freud es, por ejemplo, la mejor manera que tenemos de conceptualizar la represión. Incluso aunque se pudieran hacer numerosas acusaciones de que los conceptos de catexis y anticatexis son anticuados, yo sugeriría que aún no tenemos un conjunto mejor de metáforas para conceptualizar la intensidad mental. No me importa si las metáforas de Freud son hidráulicas o eléctricas, más de lo que me importa si el modelo de Klein-Bion de ingestión, digestión y metabolización es alimentario. La cuestión es si entendemos lo que transmite la metáfora. *Esta es la definición de metáfora. Se trata de un sistema de transporte mental.* Entonces, ¿nos dice la metáfora lo que tiene la intención de transmitir o no?

El modelo topográfico nos ayuda a ver cómo una idea reprimida reúne otras ideas reprimidas en grupos mentales y cómo devuelve esa idea a la conciencia. El modelo estructural resulta menos útil cuando se trata de la conceptualización de la represión. Pero "ve" la psicodinámica de determinadas partes de la mente humana y nos ayuda a imaginar el juego que existe entre nuestras pulsiones representadas en el concepto del Ello y la organización psíquica de las normas de nuestra sociedad, alegorizadas en la teoría de nuestro Superyó. Si se le da a la agencia la responsabilidad de clasificar esta obra, de negociar, de adoptar decisiones intermedias, de permitir el alivio de las necesidades del uno o del otro, es el Yo. Este modelo, ahora menos de moda, tiene un valor inestimable.

Sin embargo, el modelo estructural no hace que el modelo topográfico avance. A pesar de que históricamente aparece más adelante en el pensamiento de Freud y evidentemente alcanzó un gran éxito con la hija de Freud y otros, no se ocupa de los mismos problemas que el modelo topográfico, por más que el modelo topográfico venga a sustituir el modelo de la teoría del sueño del inconsciente.

Los analistas piensan que los nuevos modelos de la mente suponen "avances" por el camino equivocado, debido a que aumentan el entendimiento de la mente pero *no* sustituyen a los modelos anteriores. Este retorcido sesgo modernista, que supone el hecho de que todo desarrollo intelectual mejora inevitablemente los puntos de vista existentes, ha dado como resultado, lamentablemente, el abandono de importantes modelos de la mente anteriores.

En una asociación psicoanalítica donde pasé una semana como profesor y supervisor, los analistas eran personas dedicadas al modelo topográfico y odiaban el estructural. Si lo ponemos en un contexto geopolítico, el modelo estructural se asocia con los americanos y el modelo topográfico con el resto del mundo clásico. En realidad, puede reducirse a una especie de guerra cultural ya que, de hecho, el modelo estructural y la psicología del ego gozaron de popularidad primero con los analistas del niño, debido a que estos modelos "veían" el desarrollo psicológico, que por otro lado, no era visible en los otros modelos de la mente. Intentemos imaginar el desarrollo psicológico de acuerdo con el modelo topográfico. Les deseo suerte. Los franceses, en particular, vieron el concepto del desarrollo del yo como algo espurio. Ellos señalaron hábilmente que, dado que el inconsciente era atemporal, toda la noción de desarrollo psicológico se basaba en una premisa psíquica falsa. Sí, era cierto que nos desarrollábamos—había signos externos e internos de ello—, pero este desarrollo no tenía nada que ver *en sí* con la vida inconsciente, ya que ésta no hace distinciones temporales de ningún tipo; de hecho, vive en su propio ámbito temporal de no desarrollo. La idea de un desarrollo psicólógico era un cuento pintoresco contado por aquellos que parecían tener una noción más comercial del yo como producto progresivo. Los analistas estadounidenses fueron el blanco fácil de esta crítica porque no sólo eran psicólogos del ego, sino que también vendían el psicoanálisis al establishment médico y a las compañías aseguradoras eliminando de sus representaciones las características más radicales del análisis. Ya no se puede encontrar en los principales textos de los psicólogos del ego el pasaje de Freud que enfatiza el hecho de que el analista está para captar la deriva del inconsciente del paciente con su propio inconsciente. Si hubieran señalado esto a la gente de Blue Cross o de Blue Shield, los habrían dejado a todos con la boca abierta.

II

Los modelos topográfico y estructural de Freud vienen acompañados de sus imágenes correspondientes. Esto nos ayuda a ver lo que significan. Una imagen vale más que mil palabras y cumple finalidades inconscientes. Igual que un fragmento de sueño condensado, es algo que está listo para el inconsciente, puede ser internalizada más fácilmente y sirve de ayuda a la hora de que un facultativo clínico reflexione sobre un asunto sumamente complejo.

Lo simbólico, imaginario y real de Lacan no viene en forma de una imagen, pero una vez que tenemos este modelo tripartito de significado en la mente no es difícil *imaginar* el acto de escuchar como algo que implica una interacción entre estos tres órdenes. La teoría de la posición esquizoparanoide y depresiva de Klein viene acompañada de una pequeña imagen de flechas (la flecha ps y la flecha d) para indicar el movimiento entre las dos posiciones. Una vez interiorizados esta imagen y los conceptos, los kleinianos suelen visualizar el material desde esta perspectiva.

Además, todos los psicoanalistas han desconceptualizado teorías incrustadas en la forma en que realizan sus prácticas. Dejando a un lado la inevitabilidad de que el carácter de alguien es un conjunto complejo de teorías idiomáticas que están en funcionamiento en el nivel operativo, cada facultativo clínico tiene sus maneras individuales de poner en orden lo que oye y lo que dice.

No será ninguna sorpresa que cada una de las diferentes teorías de la experiencia psicoanalítica constituye una categoría perceptual diferente. Si escuchamos el material a través del modelo estructural, no del kleiniano, veremos las cosas de manera diferente. Las categorías de Lacan de lo simbólico, lo imaginario y lo real me aportaron una nueva forma de ver a los analizandos, ya que antes de esto yo no había visto lo que puedo ver ahora.

Esto me llevó a apreciar el valor de las teorías psicoanalíticas como *formas* de percepción. Una teoría ve algo que otras teorías no ven. La teoría de la lógica de la secuencia de Freud imbricada en el flujo de conversación libre de cualquier persona permite a uno percibir esa lógica. Si no hemos aprendido a ver las cosas de esta manera, entonces la lógica secuencial pasará desapercibida y nos perderemos un importantísimo campo de material inconsciente. La ps y la d de Klein nos permiten ver las formas de la división y la integración que no son observables de otra manera.

"Un sistema de pensamiento es algo en lo que vivimos"—escribió el filósofo británico Simon Blackburn (1999)—"igual que una casa, y si nuestra morada intelectual es estrecha y cerrada, lo que necesitamos saber es cuáles son las mejores estructuras de las que disponemos" (p. 10). Blackburn llama a dicho edificio "ingeniería conceptual" (ibid., p. 11) y creo que esta es una buena manera de describir la adquisición de perspectivas psicoanalíticas. Como las teorías son formas de percepción, si nos conformamos únicamente con una o dos teorías, vivimos en una casa intelectual muy limitada.

Evidentemente, la forma en que el psicoanalista ve la vida humana es lo que transmite al paciente. La teoría en la que él cree constituye una visión del mundo psíquico y, al entrar en el psicoanálisis, el analizando puede no ser consciente de esa visión, igual que alguien que se sube a un avión con destino a un país sin saber a dónde va, sólo sabiendo que va a cierto país. Hay una diferencia, sin embargo, entre aterrizar en Bagdad o en Pekín e, igualmente, existe una diferencia asombrosa en la visión del mundo de los analistas, al igual que existen diferentes ciudades que engendran culturas radicalmente diferentes.

La teoría, por lo tanto, no es simplemente una forma de percibir algo, sino que influye en la forma en que los analistas transforman a sus analizandos. A la teoría sigue la práctica.

Tomemos como ejemplo la teoría de la asociación libre de Freud. Si el analista escucha en un estado de atención homogéneamente suspendida—sin tratar de concentrarse en nada, de recordar nada o de prever nada—su inconsciente de vez en cuando percibirá los patrones del inconsciente del analizando en el pensamiento. Era una forma de práctica que llevaron a cabo los analistas europeos, pero esta teoría implicaba esperar, tal vez durante largos periodos de tiempo en las sesiones, hasta que el analista consiguiera hacerse una idea. De repente veían una línea de pensamiento que podría dar lugar a un comentario, o podían optar por seguir callados, en situación meditabunda.

Una persona habla, el otro escucha.

Esto contrasta con la opinión de la Escuela Británica de la transferencia. *Todas* las personas, lugares o acontecimientos que están en la narrativa del analizando son referencias indirectas al psicoanalista. Si el analista se mantiene callado, mientras que el analizando proyecta un pensamiento en un sustituto, ese silencio lo entiende el analizando—así se afirma—como que está de acuerdo con la proyección. Por tanto, el analista debe traducir todas y cada una de las referencias al yo, o toda actuación sobre el yo, con el fin de aliviar este proceso.

Sería difícil encontrar dos formas más sorprendentemente diferentes de percibir la experiencia psicoanalítica o dos formas más radicalmente diferentes de estar con un analizando.

III

Existe una ética de la percepción. Las teorías no son simplemente formas de percepción, ya que cuando se ponen en práctica *se vuelven* decisiones éticas.

El punto de vista freudiano, que acabamos de exponer, asume implícitamente la construcción inconsciente de significado que realiza el analizando. Al permanecer en silencio y ostensiblemente fuera de la imagen, el analista no asiste simplemente a una línea de pensamiento, sino a muchas líneas divergentes.

En este momento puede surgir un pensamiento. "¿Y qué pasa con el analista como participante? ¿No es esto una relación? La idea de que el analista es neutral es una falacia, ya que está afectando a su paciente todo el tiempo".

Es cierto, naturalmente.

Sin embargo, la meditación *es* una actuación destinada a afectar al analizando. Crea la posibilidad de que haya libertad de expresión y, mediante la creación de la ilusión de la neutralidad, el analista suspende parcialmente la supervisión de la conciencia. Los analistas que *ponen en práctica* la neutralidad activan las asociaciones libres del paciente para guiar las sesiones. Son más receptivos a la conversación libre del analizando que los analistas que creen que el análisis es un acontecimiento muy interactivo. Inevitablemente, los analistas muy interactivos interpersonalizarán una sesión. La ilusión de neutralidad pretende funcionar tanto para el analista como para el analizando. El analista cree que únicamente está escuchando y en esto no se diferencia de un lector que cree que simplemente está leyendo, o de un oyente que sólo está escuchando música.

Hagamos una pregunta diferente. ¿Cómo podría hacerse visible la respuesta subjetiva de uno al analizando? Si dejamos a un lado la realidad de que un analista—como un lector o alguien que oye música—debe estar tan profundamente inmerso en lo que escucha que no sabría cómo responder a esta pregunta, sigamos avanzando. ¿Dónde *se va a* encontrar su respuesta subjetiva? *Si* realmente creemos en el inconsciente, entonces esta pregunta tiene una respuesta aún más desconcertante. La neutralidad reconoce un hecho simple. A pesar de que tenemos algunas respuestas conscientes a lo que dice y hace nuestro analizando, rara vez conocemos nuestra respuesta "personal" inconsciente. Neutralizados por nuestro inconsciente, simplemente no tenemos acceso al tipo de información que busca responder esta pregunta. Por muy frustrante que resulte este hecho de nuestra vida, si hacemos trampa—y tratamos de fabricar noticias a partir de nuestro inconsciente, no por otra razón que no sea la de tener algún tipo de historia que contar—nos negamos a nosotros mismos y a nuestros pacientes *el hecho* de vivir como un ser inconsciente.

IV

Las teorías varían en profundidad y en alcance de su perspectiva.

Una *teoría psicoanalítica* sólo se vuelve útil cuando ha entrado en el inconsciente receptivo del psicoanalista. Uniéndose a otras teorías, funcionará de acuerdo con los dictados de la experiencia analítica en una sesión. A veces una teoría aparecerá en la conciencia no antes de que el facultativo clínico haya llegado a su entendimiento, sino después. Funciona en gran parte en la forma en que funcionan los "géneros" (Bollas 1992), un concepto que acuñé para identificar la llegada de nuevos entendimientos inconscientes que conducen a una forma diferente de ver la vida.

Habrá quien vea aquí lo que parece ser una inversión de uno de los paradigmas de Freud: el movimiento de las cuestiones inconscientes hacia la conciencia. Freud se concentraba con razón en los conflictos inconscientes y creía que su traslado a la conciencia era algo terapéuticamente eficaz. Eso es cierto en algunas ocasiones, aunque yo haya sostenido que la mayor parte del cambio psíquico se produce inconscientemente y no es necesario que entre en la conciencia, ya sea en la del analista o en la del analizando. Mi inversión del paradigma de Freud explica las internalizaciones evidentes y comunes de los modelos informativos que la gente absorbe todo el tiempo y que acaban formando parte de su estructura inconsciente. Si no fuera así, ni sería posible aprender ni nos beneficiaríamos de la experiencia vivida.

La legitimidad de cualquier teoría psicoanalítica reside en su función como forma de percepción. Para sondear las profundidades de esta psicología de la profundidad, una teoría debe tener una *capacidad de percepción inconsciente*. Resulta evidente que algunas teorías tienen más profundidad que otras y esto representa un desafío a todos los psicoanalistas, ya que cuanto más profunda sea una teoría, más difícil será que la adopte un psicoanalista. No sólo porque se necesita más tiempo para adquirirla y estructurarla, sino porque, inevitablemente, implica al facultativo clínico en una experiencia personal más exigente.

Las teorías, pues, tienen distintos grados de potencial de profundidad.

La teoría del trabajo del sueño de Freud aporta significado al término psicología de la profundidad; de hecho, él definió la psicología de la profundidad como la interpretación de los sueños. Su entendimiento de cómo el sueño trabaja sobre las experiencias del día anterior, guiado por la historia psíquica del yo, *es* psicología de la profundidad. La teoría del trabajo del sueño abarca tanto los ámbitos filogenéticos como los ontológicos de la subjetividad humana y su uso de la asociación libre nos permite ver algunos de los trabajos de esta psicología de la profundidad, lo que nos facilita el seguimiento de las cadenas de ideas que pueden producirse sólo durante unos segundos en una sesión, o de las líneas de pensamiento que pueden ser elaboradas a lo largo de la vida.

La teoría del trabajo del sueño de Freud es una matriz perceptual compleja que se tarda años en adquirir. Al igual que la teoría de lo simbólico, lo imaginario y lo real de Lacan, o la teoría de la mente infantil de Klein, el analista que aprende estos modelos debe tener paciencia, ya que la adquisición de una forma de percepción requiere tiempo.

V

La mayoría de los estudiantes buscan la "super-visión" de un facultativo clínico impregnado de un modelo de la mente que esté dotado para transmitir cómo se puede ver el material desde su punto de vista particular.

Sin embargo, un aspecto irónico de la práctica psicoanalítica es que para que la teoría sea eficaz, una vez que se comprende, entonces debe abandonar la conciencia. Para que esto ocurra el supervisor debe sentir cuándo ha entendido el supervisado los paradigmas básicos que se están enseñando. Una vez que esto haya sucedido, es el momento de parar.

Esto no siempre sucede. Si bien es comprensible que un supervisor o un maestro establezca las directrices, discuta, e indique cómo puede ayudar una teoría a que el estudiante comprenda determinado material clínico, no es tan común que el profesor le indique al estudiante que después de la internalización, lo mejor para el paciente y para el analista es que el analista se quede sin ningún preconcepto consciente. Hasta nuestros días, está demasiado generalizada la práctica pública de escuchar a los analistas hablar de que han encontrado el derivado de la pulsión en el material o la posición del yo, o la transferencia aquí y ahora, o el verdadero yo, extendiendo la idea de que podemos ver estos temas *de forma constante* en la conciencia.

Una de las características más preocupantes de la formación psicoanalítica es hasta qué punto algunas teorías van destinadas a residir en la mente consciente del analista todo el tiempo. Puede tratarse de vigilar la posición del yo del analizando o las identificaciones proyectivas en la transferencia aquí y ahora, o el derivado de la pulsión, o el efecto personal del analista en el analizando. La retención de tales teorías en la conciencia—no se les permite examinar en el inconsciente para unirse a otras teorías—, no sólo conduce a una conciencia hipertrofiada, sino que equivale a un destripado involuntario del trabajo con la experiencia inconsciente. No resulta sorprendente que un número considerable de analistas se estén preguntando en estos momentos si existe el inconsciente. No es de extrañar, por tanto, que exista un culebrón vergonzoso que fabula sobre la teoría de la conciencia en el psicoanálisis.

VI

Las escuelas de psicoanálisis tienen un valor inestimable y es una obligación ética, en mi opinión, que todos los psicoanalistas se sumerjan en la orientación teórica de las principales escuelas de psicoanálisis:

freudiana, kleiniana, hartmaniana, kohutiana, bioniana, winnicottiana y lacaniana. Al hacerlo se aumenta la propia capacidad de percepción, de expandir la mente, de recibir a los pacientes con una sabiduría de la que sólo podemos darnos cuenta tras haber atravesado la diferencia.

Una escuela normalmente estudia el texto de uno o dos pensadores de referencia, a los alumnos les imparten clases los expertos en esa escuela, a veces el propio pensador de referencia y, más tarde, aquellos que han leído con atención y han examinado los escritos. Los buenos maestros son inestimables, ya que su forma de enseñar penetra en la vida inconsciente de un alumno y le sirve para toda la vida.

Una teoría es un fenómeno metasensual que nos permite ver algo que otras teorías no han visto, tener una posibilidad inconsciente en caso de que se plantee la necesidad clínica. Declararse contra otras escuelas de pensamiento es como si alguien dijera que le falta un ojo y no le gustan los datos del sentido auditivo u olfativo, o que alguien dijera que confía en lo que escucha, pero nunca confía en lo que huele. El equivalente metasensual, que opera en el psicoanálisis de hoy—donde se necesitan todas las perspectivas diferentes que podamos estructurar posiblemente en el transcurso del tiempo—es una forma de autocastración. Oponerse del todo a la visión kleiniana o lacaniana de vida mental es reducir deliberadamente nuestra propia capacidad psíquica como analistas.

Los psicoanalistas tienen que aprender todas las teorías que puedan para poder llegar a ser profesionales capaces de hacer participar las estructuras de percepción inconscientes de manera más profunda en la experiencia psicoanalítica. El inconsciente del analizando detectará la gama de receptividad perceptiva del psicoanalista. Ello permitirá tanto profundizar como ampliar la habilidad del analizando en la comunicación inconsciente. Mientras que el trabajo de los síntomas de representación, las distorsiones de carácter, las estructuras patológicas y los traumas hacia la conciencia siguen siendo una característica crucial de un psicoanálisis, el *trabajo del inconsciente* aumentará la capacidad del analizando para la percepción, la creatividad y la comunicación inconscientes. Vemos esto no tanto en la eliminación de un síntoma, estructura patológica, o deformación del carácter (aunque estos también desaparecerán o se modificarán), lo vemos en la forma en que el analizando se implica en su vida de una manera más creativa.

Si la teoría es percepción, si indica una ética de la práctica, también hace de signo de los límites de la conciencia. Por mucho que una teoría se permita decirnos algo acerca de una persona, su función real es menor en lo que descubre que en cómo lo ve. La teoría de Klein de lo que ocurre en el primer año de vida es menos significativa que la estructura perceptual alegórica que nos permite imaginar la infancia. La teoría de Lacan de la instanciación del sujeto a través de la cadena de significantes es menos una teoría de los significados inconscientes encontrados que un portal para entrar en un mundo de relaciones lingüísticas.

A pesar de que el psicoanalista sólo puede conocer alguna vez la expresión inconsciente a través de sus efectos (o derivados), estas articulaciones complejas son la matriz de nuestro ser. Dado que las teorías psicoanalíticas son, entre otras cosas, formas de percepción, cada una de ellas, será inevitablemente de alguna utilidad para ayudarnos a percibir inconscientemente los procesos inconscientes y sus contenidos.

CAPÍTULO V

Sobre la interpretación de la transferencia como resistencia a la asociación libre

Una de las primeras formas en las que Freud entendió la transferencia fue como una forma de transporte de los contenidos mentales inconscientes a la conciencia. En *La Interpretación de los Sueños*, escribió:

> Aprendemos ... que una idea inconsciente es, como tal, incapaz de entrar en el preconsciente y que sólo puede ejercer algún efecto estableciendo de ese modo una conexión con una idea que ya pertenece al preconsciente, transfiriendo su intensidad a ella y dejándose "cubrir" por ella. Aquí nos encontramos con el hecho de la "transferencia", que proporciona una explicación de tantos fenómenos sorprendentes de la vida mental de los neuróticos. La idea preconsciente, que adquiere así un grado inmerecido de intensidad, o bien puede que la transferencia la deje inalterada, o puede verse forzada a sufrir una modificación, derivada del contenido de la idea que efectúa la transferencia. (Freud 1900a, pp. 562–563)

En este ensayo me centro en las formas en las que esta visión de la transferencia se degradaría y se limitaría a un entendimiento más específico de lo que ocurre en la Transferencia (indicada aquí con mayúsculas).

Yo sostengo que el psicoanálisis moderno debe volver la vista a los principios de Freud con el fin de redescubrir su sabiduría.

Freud proporcionó un modelo de técnica analítica que dependía enteramente del *tipo anterior de transferencia*. Yo me he referido a este modelo como Par freudiano (Bollas 2002, p. 7), el analizando que realiza asociaciones libres y el analista homogéneamente suspendido, una relación diseñada específicamente para provocar líneas inconscientes del pensamiento con el objetivo de descubrir algunos de los contenidos mentales latentes. Esta visión radical de la teoría de Freud se ha visto marginada sistemáticamente por las generaciones posteriores de psicoanalistas y vale la pena que la recordemos una vez más. Los dos pasajes siguientes son de "Dos artículos de enciclopedia" de Freud, escrito en 1922.

En el primer pasaje se describe la posición y la función del analizando:

> El tratamiento se inicia pidiéndole al paciente que se posicione a sí mismo como autoobservador atento y desapasionado, simplemente con el fin de ir leyendo poco a poco y todo el tiempo la superficie de su conciencia, y por un lado que convierta en su deber la franqueza más absoluta y que, por otro lado, no deje de comunicar ninguna idea incluso si (1) siente que es demasiado desagradable o (2) considera que no tiene sentido, o (3) es demasiado poco importante o (4) no afecta a lo que se está buscando. De manera uniforme se deduce que precisamente las ideas que provocan estas reacciones mencionadas en último lugar tienen especial valor en el descubrimiento del material olvidado. (Freud 1923a, p. 238)

Se podría seguir hablando mucho más sobre esto, pero aquí podemos observar que Freud desestima la idea de que los secretos oscuros del analizando sean de gran valor. En el corazón de lo cotidiano, Freud otorga el valor más alto a lo que parece ser irrelevante. Obsérvese cómo define la posición y la función del analista que escucha al paciente que realiza la asociación libre:

> La experiencia pronto demostró que la actitud que el médico analítico podría adoptar y que le resultaría más ventajosa sería la de entregarse a sí mismo a su propia actividad mental inconsciente, en un estado de atención homogéneamente suspendida, para evitar en lo posible la reflexión y la construcción de expectativas conscientes,

no para tratar de arreglar algo que escuchó particularmente en su memoria y, de esta manera, captar la deriva del inconsciente del paciente con su propio inconsciente. (ibid., p. 239)

Se puede decir mucho acerca de este extraordinario pasaje, pero yo destaco sólo un elemento, ya que *es este elemento* el que la mayoría de las escuelas de psicoanálisis se niegan sistemáticamente a reconocer, y mucho menos a enseñar. Freud se muestra rotundo cuando afirma que el trabajo del psicoanálisis va *de inconsciente a inconsciente*. Es la realización de esta extraordinaria "relación de objeto" la que da origen a mi término Par freudiano, porque creo que tenemos que tener esto en cuenta en nuestro trabajo en todo momento.

Escuchar de esta manera conduce en ocasiones a un tipo de revelación. El psicoanalista (o quizás el analizando), hasta ahora perdido en sus pensamientos, se ve atropellado por la lógica de la secuencia de ideas presentada por el inconsciente. En primer lugar, los contenidos mentales latentes son recibidos por el inconsciente del psicoanalista, que percibe esta lógica, y luego su conciencia es golpeada por las ideas que se encuentran por ello muy ocultas a la percepción consciente.

Además de llevar a cabo una transferencia desde el pensamiento inconsciente al pensamiento consciente, sabemos que el Par freudiano también funciona como una unidad de pensamiento inconsciente. ("Dos cabezas piensan mejor que una").

Sólo una fracción de lo que está pensando el analizando puede afectar al analista; el material sugestivo generalmente forma parte de una serie continua de preguntas inconscientes por parte del analizando. Su inconsciente reconoce al analista como una función mental constituida a través de una relación. El analizando entiende que, como el psicoanalista es receptivo a la asociación libre, el pensamiento inconsciente puede tener lugar entre dos mentes que han dividido las funciones: una mente habla abiertamente sin reflexión ni censura y la otra mente escucha libremente.

Es casi un cliché decir que la transferencia es omnipresente, que está en todas partes. Sin embargo, la *técnica* de la transferencia, inventada por y para el psicoanálisis a través del proceso de asociación libre, no es omnipresente, sino única para la situación analítica.

La elisión de estas dos formas de transferencia sirve como fundamento de un cierto tipo de ironía en el discurso analítico contemporáneo. A los psicoanalistas que trabajan dentro del Par freudiano se les suele preguntar: "¿Qué pasa con la transferencia?" En un momento me referiré a las formas de transferencia a las que suele ir dirigida esta pregunta, pero es importante ver que es esta pregunta en sí misma la que le elimina la transferencia única al psicoanálisis.

La pregunta anterior acalla una cuestión mucho más importante: "¿El analista entiende la transferencia del analizando?" Esto cuestiona el hecho de si el psicoanalista entiende la necesidad del analizando de pensar libremente en presencia del psicoanalista, que también se supone que está escuchando *con una mente abierta*. Se pregunta si ha habido o no una división con éxito de la función mental (el Par freudiano) como parte del proceso psicoanalítico.

En *este contexto*, esta pregunta no cuestiona a qué figura del historial del analizando le está hablando el paciente, ni tampoco se pregunta qué objeto interno está siendo representado por el analizando a través de un objeto mental específico en el ámbito de la asociación libre.

No hay psicoanalista que no conozca la historia del descubrimiento de la Transferencia de Freud. Tal vez lo más conocido y de lo que se ocupa en sus lamentos por Dora, Freud sostuvo que el análisis se descompuso porque él no pudo reconocer la Transferencia de la joven a él. A partir de esta revelación trascendental surgieron muchas de las interpretaciones analíticas posteriores de la Transferencia. La Transferencia se refiere a los deseos inconscientes o a los recuerdos revividos de las relaciones pasadas con los objetos anteriores de la vida del paciente que son proyectados hacia o sobre el analista y que tendrán, entre otras cosas, el efecto de perturbar el Par freudiano.

No obstante, ¿qué pasa con la otra transferencia? La transferencia que ha estado operando todo el tiempo en el Par freudiano, la transferencia que Freud reconoció como "inobjetable"? (1912b, p. 105). Como se ha tratado antes, esta transferencia implica el despliegue de funciones mentales que facilitan la posibilidad del pensamiento inconsciente, la creatividad inconsciente y la comunicación inconsciente entre los dos participantes. ¿Podría esta transferencia de la función mental verse a veces tan impedida por la Transferencia, que pudiera ser suspendida hasta que se hubiera completado el trabajo? Naturalmente que esto podría ser así: un paciente podría, por ejemplo, encontrarse tan intimidado por algún aspecto de su relación imaginada con el analista que decidiera permanecer en silencio y así optar por no participar en esa división de la función mental que es crucial para el Par freudiano.

Sin embargo, Freud no proporcionó ninguna evidencia intrínseca desde su trabajo con Dora de que la Transferencia interfiriera con su transferencia de las ideas inconscientes a través del Par freudiano. De hecho, la pregunta "¿Interfiere la Transferencia con la transferencia freudiana?" parece haber salido de nuestras mentes como una suposición automática de que si el analizando se involucra en la Transferencia, entonces la transferencia freudiana deja de existir.

El hecho de centrarse en la asociación libre dentro del proceso psicoanalítico puede quedar suspendido. De acuerdo con la literatura analítica, este cambio es culpa del paciente que, en virtud de la voluntad, la memoria o la relación de objeto, interfiere en el proceso analítico, lo cual no es, por cierto, una visión que Freud admitiese. Lo que no se reconoce es que la suspensión de la división de la función mental, que es fundamental para el Par freudiano, se deriva de la preocupación del psicoanalista por la Transferencia. De Dora en adelante, la literatura analítica revela una creciente preocupación por la Transferencia y proporcionalmente hay una disminución espectacular, no sólo en la literatura existente sobre la asociación libre, sino, de manera más contundente, en la exploración intelectual de esta división de la función.

No es la insistencia del analizando en el movimiento de la transferencia la que ha marginado a la verdadera transferencia freudiana, sino que es el psicoanalista el que ha sido desalojado por la omnipresente Transferencia que tiene lugar en todas las relaciones de objeto.

En la medida en que la transferencia freudiana se refiere a la división de la función mental, se trata de un proceso que no se ve influenciado por sus propios contenidos. Cualquiera que sea el deseo, la memoria o la relación interna que el paciente pueda proyectar en el analista—es decir cualquier contenido que desvele—no cierra la mente que lo piensa. Cuando Bion se refirió a la tarea del analista, diciendo que debe estar "sin memoria ni deseo", lo que hace no es ni más ni menos que señalar que todo psicoanalista debe *ser* psicoanalista cuando está viendo a un paciente. Es decir, todo analista debe participar en la división de la función mental que constituye el Par freudiano.

¿Pero tiene que intervenir forzosamente la Transferencia en el Par freudiano? Si el analizando proyecta inconscientemente un padre crítico en el analista, ¿no influirá esto inevitablemente en esa libertad de pensamiento que se supone que está teniendo lugar en el proceso? Por ejemplo, ¿hará esto que el analizando suspenda las comunicaciones que, a su vez, se ganarán la desaprobación del analista?

Esto puede ocurrir si por la mente del paciente se le cruza un pensamiento que le resulta difícil comunicar precisamente porque podría ganarse esa desaprobación. Tales ocasiones se anuncian a menudo mediante una especie de silencio o discurso evasivo que, a pesar de las intenciones del paciente, será una señal de aviso de la resistencia y, por lo general, llevará bien al paciente o al psicoanalista a su interpretación. Así es que la resistencia manifiesta, como el silencio, por ejemplo, logra el resultado paradójico de llamar la atención sobre los contenidos mentales no deseados.

Freud creía que el pensamiento que el paciente consideraba que era el más importante—en el ejemplo anterior, el secreto que no puede ser desvelado—no era, de hecho, el más significativo, sino, por el contrario, el menos importante. Dejó claro que las asociaciones libres más importantes eran las ideas aparentemente irrelevantes y lo que parecía ser menos significativo era lo que tenía más valor. La pregunta es, ¿qué efecto tiene sobre el Par freudiano el hecho de que el analizando censure un determinado contenido mental, pero no obstante, continúe hablando de otras cosas que se le pasan por la cabeza? Supongamos por el momento que el miedo a la desaprobación del analista convence al paciente de que evite hablar sobre algo. ¿Deshabilita eso el proceso de asociación libre?

En una palabra, la respuesta es no. El paciente podría pensar que al no comunicar una idea inquietante, no estaba hablando sobre lo que realmente tenía en la mente. Sin embargo, eso sólo será verdad en el caso del contenido manifiesto. Puede que el paciente no haya estado hablando sobre lo que tenía conscientemente en su mente, pero, como sabemos, la definición freudiana de lo que está en la mente del yo viene determinada por la complejidad del inconsciente—por todos los intereses que se producen en cualquier momento en el tiempo psíquico y que son impulsados por los deseos, recuerdos, ansiedades, curiosidades, etc. del inconsciente.

Se puede preguntar, ¿qué pasa con las resistencias inconscientes que se basan en las Transferencias inconscientes? ¿No es cierto que este tipo de estructuras interferirán con el proceso de asociación libre, o lo distorsionarán de forma significativa, de tal manera que hasta que esa distorsión se interprete, las líneas de pensamiento reveladas estarían bajo la influencia de la resistencia a la Transferencia? Esta es sin duda la tesis más creíble, pero, no obstante, se sale del tema. La asociación libre revela líneas de pensamiento únicamente siempre y cuando el analizando siga pensando de forma asociativa. En la medida en que el analizando pase de un tema a otro continuará pensando inconscientemente en voz alta y tales procesos de pensamiento están, por supuesto, altamente condensados y lleno de sobredeterminantes, por lo que, de una frase a otra (yo uso la metáfora musical para describir una unidad de lógica asociativa libre) se están pensando muchas ideas. Un contenido mental concreto podría verse distorsionado debido a la autocensura, pero, como ya he dicho, este tipo de distorsiones en realidad llaman la atención sobre el contenido y lo ponen en primer plano. Aún más al caso, es absurdo pensar que la plenitud de ideas que se mueven a lo largo del tiempo psíquico podría encontrarse por sí misma una resistencia.

El pensamiento inconsciente no se sostiene en una única idea mental, sino que se lleva a cabo como un proceso lógico. No se revela en una unidad narrativa—un paciente hablando de hacer una tarta, por ejemplo—, sino en los vínculos que se dan entre las unidades narrativas. En la censura es donde se encuentran las posibilidades lógicas y es exactamente en estas brechas y a través de las mismas cuando se produce la lógica del pensamiento, que nunca está subordinada a la Transferencia.

¿Pero no es cierto que cualquier asociación forma parte de una estrategia retórica consciente o inconsciente? Cuando se habla, por seguir a Heimann y a otros, ¿No es correcto preguntar quién está hablando, a quién, sobre qué y por qué ahora? ¿No es cierto también que cualquier discurso es una forma de actuación, un "acto ilocucionario", como afirmaba Austin, o un "acto de habla", según Searle, que siempre implica una Transferencia dirigida a un objeto? Estas son preguntas que se plantean desde la perspectiva de la teoría de las relaciones de objeto.

Uno de los aspectos más interesantes derivados de la observación detallada del material clínico consiste en descubrir las intenciones de la Transferencia y, sin embargo, encontrar al mismo tiempo que, a pesar de todo, hay *otras líneas de pensamiento inconsciente* que continúan. ¿Cómo vamos a entender esto? ¿Cómo pueden las frases inconscientes formar parte de una estrategia retórica—de hecho, ser la voz de alguna parte del yo hablándole a algún objeto—, y sin embargo aún quedarse *fuera* o *ir al lado* de esta intención?

Un paciente puede decir: "Me acuerdo de que ayer mismo hice una tarta". Decir esto puede formar parte de un estado de ánimo de auto-idealización, y, expresar este pensamiento al analista, puede tener el objetivo de obtener el amor del analista al paciente como un alma digna que está haciendo algo bueno. El psicoanalista puede sentir la intención de esta comunicación romántica. Pero el contenido aún no forma parte de una cadena de ideas; todavía no es, en otras palabras, ni una asociación libre ni una expresión de la lógica inconsciente. Queda por ver lo que el paciente dice a continuación. Pero supongamos que el paciente permanece en un estado de ánimo de autoidealización y menciona a continuación a un amigo a quien le salió mal un postre, a continuación, dice que ha leído un libro sobre los niños que están en situación de extrema necesidad y cómo trabajar con ellos, luego habla de la propia distancia del yo de una madre intrusiva, y luego habla ... Ahora, por un momento, podemos ver la intención de la estrategia retórica: el paciente busca ganarse las simpatías románticas del analista al presentar el yo como ideal. Pero a medida que el paciente continúa hablando, pasando de un tema a otro, la estrategia retórica comienza a descomponerse bajo el efecto diseminador del movimiento de las ideas que no se pueden simplificar en cualquier esquema de Transferencia.

Dicho de otro modo, después de un rato, la estructura relacional de los objetos implícita en el acto ilocucionario se ve sustituida por el flujo de ideas. Incluso si la relación de objeto—que busca la aprobación del analista—se sostiene como un estado de ánimo en el analizando, o es comprendida conscientemente por los dos como una estrategia demasiado conocida, el mero hecho de *seguir hablando*, de proceder de acuerdo con el dictado inconsciente de la asociación libre, acabará con el éxito de la estrategia.

No es sólo la interpretación lo que puede disolver la Transferencia. El mero paso del tiempo impulsa el proceso de asociación libre que conduce inevitablemente a *otros* pensamientos.

Por supuesto, esto lo podemos observar todo el tiempo en las escenas cotidianas de la vida. Vemos cómo una persona empieza a contar una historia con la intención de caer en gracia. Podemos observar la disposición positiva del oyente y luego darnos cuenta con el tiempo de que lo que el hablante dice en realidad no cumple, en última instancia, esta intención original, sino que al final confunde o molesta a quien lo oye. En otras palabras, sabemos muy bien que si seguimos hablando, sea cual sea la intención ilocucionaria, cualquiera que sea la expresión que guía la fantasía, la lógica inconsciente del discurso del yo habla por sí misma. En este sentido, no forma parte de la Transferencia—de hecho, la contradice inconscientemente con demasiada frecuencia.

Si sabemos esto por la experiencia de la vida cotidiana, ¿por qué ha ocluido nuestra teoría de la Transferencia nuestra visión de la asociación libre? ¿Por qué hemos cometido un error tan básico en nuestro propio pensamiento?

Hemos logrado nuestros mejores conocimientos a partir de las propias visiones transformadoras de Freud, pero creo que probablemente también hemos heredado sus peores rasgos y que es posible que se queden arraigados en nosotros por mucho tiempo. El error de Freud fue asumir que su fracaso en comprender e interpretar la Transferencia a Dora (y a los pacientes que vendrían después) tuvo la culpa del fracaso de ese análisis. Por extensión, los psicoanalistas han supuesto que el efecto mutativo del psicoanálisis sólo puede tener lugar a través del análisis de la Transferencia.

De hecho, en una nota al pie de su Epílogo sobre Dora, Freud desestimó la idea de que el hecho de interpretar la Transferencia tuviera la culpa de la finalización prematura de este análisis.

> Cuanto mayor sea el intervalo de tiempo que me separa del final de este análisis, más probable me parece que el fallo de mi técnica radicara en la omisión: no he logrado descubrir a tiempo e informar a la paciente de que su amor homosexual (ginecofílico) por Frau K. era la corriente inconsciente más fuerte de su vida mental. (Freud 1905e, p. 120)

Así pues ... la Transferencia se va y llega el fracaso del entendimiento correcto. O tal vez es algo aún más complejo. Freud se refiere al "intervalo de tiempo" que es fundamental para el proceso de asociación libre, y es este paso del tiempo lo que le produce la interpretación que falta. ¿Es realmente cierto que esta interpretación habría cambiado el desarrollo del análisis? ¿Quién sabe? Yo lo dudo, más bien. Lo que Freud reafirma inconscientemente es la necesidad de que pase el tiempo y de que la cadena de ideas siga avanzando, y al hacerlo, reconoce el fracaso real. Para su mérito inconsciente, emite la teoría de que su fracaso en comprender la Transferencia era el núcleo de la cuestión. En su nota al pie reconocía la importancia del paso del tiempo y de la introducción de nuevas ideas. Lo que él no reconoció, y muchos otros desde entonces tampoco han reconocido, fue que esta nota al pie constituía una crítica sutil de la teoría de la Transferencia como núcleo de la iniciativa analítica.

Pensemos en la teoría de Freud de la Transferencia como si se tratase del eslabón perdido. Supongamos por un momento que fue efectivamente su fracaso en entender la Transferencia de Dora lo que tuvo la culpa del fracaso de ese análisis. Vamos a suponer que Freud hubiera comprendido la Transferencia y la hubiera interpretado. ¿Estamos de acuerdo, entonces, en que el análisis habría sido un éxito? Bueno, habría quien objetaría de inmediato que el fracaso de Freud en comprender su propia contratransferencia fue lo que tuvo la culpa de este fracaso. Así que vamos a asumir para el bien del debate que Freud entendió y utilizó tanto la Transferencia como la contratransferencia, a través de una interpretación adecuada. Vayamos a un extremo y sigamos imaginando que entendía los deseos subyacentes, los recuerdos y las estructuras internas de objeto que Dora expresaba como actos ilocucionarios. ¿Habría sido esa interpretación el factor mutativo?

Antes de ocuparme de esta cuestión directamente, quiero señalar un defecto de este pensamiento. Se supone que lo que se ha perdido o lo que se ha omitido en la función, la comprensión, y la narración de una situación es lo que tiene la culpa del fracaso de que la situación prospere. El *crie de coeur* del momento—"¿Qué pasa con la Transferencia?"—representa, entonces, la lógica de que lo omitido debe ser la causa del fallo. Ojalá se hubiera incluido "éso" y las cosas habrían sido diferentes.

No estoy del todo seguro de que, incluso si Freud hubiese entendido tanto la Transferencia de Dora como su propia contratransferencia, el análisis hubiera resultado ser un éxito. En cualquier finalización de un análisis realizado a un analizando, es muy poco probable que cualquiera de los participantes realmente sepa por qué "éso" terminó. Hay tantas explicaciones posibles para un final como las hay para un principio, o las que hay para una interrupción, o las que hay, ciertamente, para cualquier fenómeno humano.

En el psicoanálisis, "¿Qué pasa con la Transferencia?" se ha convertido en un significante para decir "¿Qué pasa con lo omitido?" Esta cuestión inconsciente se concreta al presumir que siempre hay una respuesta única a la pregunta: "¿Por qué no se ha logrado esto?", Y niega la posibilidad de que los analistas sepan alguna vez por qué algunos pacientes abandonan el análisis o por qué algunos análisis no salen adelante.

En un arco cada vez más amplio del mundo psicoanalítico actual, se supone que si el análisis no ha ido bien es porque de alguna manera el psicoanalista no alcanzó a comprender e interpretar la Transferencia. La Transferencia *aquí*, sin embargo, entendida como el nombre de algo desaparecido, constituye una negativa a aceptar la existencia de lo incierto, de lo incognoscible. Conocer e interpretar la Transferencia es resolver cualquier problema planteado por el analizando y, sin duda, es este concepto al que el grupo analítico vuelve cuando está perturbado por la presentación de un caso que no es tan fácil de entender.

Lo que resulta interesante de esta línea de pensamiento es el hecho de que la Transferencia se convierte en *la solución* a la pregunta del inconsciente del analizando. "¿Qué pasa con la Transferencia?" lleva a muchos estudiosos del mundo analítico a abordar rápidamente esta cuestión y a asumir que, al hacerlo, están más en contacto con el desarrollo del análisis. Mediante la interpretación de la Transferencia, el analista cree que es más capaz de llegar al paciente, que tiene menos probabilidades de quedarse a oscuras, perdiendo el hilo de vez en cuando como un mero ser consciente en los subtextos infinitamente sutiles generados por las líneas inconscientes del pensamiento.

Cuando se habla de la presentación de un caso, los psicoanalistas no atrapados en la interpretación de la Transferencia aquí y ahora, "recogerán" muchas dimensiones diferentes. Como cualquier análisis está lleno de líneas de pensamiento y de movimientos inconscientes, no es de extrañar que cualquier grupo de analistas de pensamiento libre diverja en sus opiniones sobre lo que encuentran significativo. Incluso es probable que el analista tenga diferentes pensamientos y sensaciones sobre el material en la presentación de un paciente ante sus compañeros que cuando se encontraba en la sesión. Si el grupo estudia una sesión durante un largo periodo de tiempo, hay otras líneas de pensamiento que emergen hacia la conciencia. Es una característica común del psicoanálisis aplicado a la crítica literaria el hecho de que los lectores descubren que volver una y otra vez al mismo texto da nuevas pistas sobre lo que parecen ser los contenidos latentes. Dicho de otro modo, la mayoría de las comunicaciones, ya se trate del paciente hablándole al analista o de un poeta escribiendo un poema, están muy sobredeterminadas y suscitan múltiples significados con el paso del tiempo. Esto no debería sorprender a los psicoanalistas que presumen de ser los custodios intelectuales del estudio de los procesos inconscientes del pensamiento.

II

Pasemos ahora a la preocupación—casi podría llamarse obsesión—actual por el requisito de que el analista interprete la Transferencia aquí y ahora. Esta perspectiva asume que las personas, los lugares y los acontecimientos narrados por el analizando siempre se refieren en parte al psicoanalista. Además, se supone que la narrativa del analizando es un acto ilocucionario inconsciente dirigido hacia el analista. Esta manera de escuchar el material ha expurgado y canalizado la rica tradición de escuchar ofrecida por la visión que tiene Freud de la asociación libre. Esto ha dado lugar a un profundo cambio en el psicoanálisis, con frecuencia en nombre de la "Escuela Británica". Su pregunta tan insistente: "¿Qué pasa con la Transferencia aquí y ahora?" exige que el facultativo clínico *escuche el material en lo relativo a las presuntas referencias inconscientes al psicoanalista.*

Fuera de la Escuela Británica, muchos estudiosos tienen una forma muy diferente de responder a la Transferencia: que se piensa sobre la transferencia cuando *viene a la mente.* Deberíamos llamar a este último grupo los intérpretes de la transferencia "de vez en cuando". Los intérpretes "de vez en cuando" son tan estudiosos como los intérpretes "aquí y ahora" en lo relativo a la comprensión de la Transferencia, pero piensan en el material como una referencia al facultativo clínico sólo cuando tal pensamiento entra en la conciencia del analista de forma espontánea y sin prejuicios.

Los intérpretes aquí y ahora, por otro lado, tienen muchos prejuicios. Para ellos es axiomático que la narrativa del analizando *siempre* se refiere al psicoanalista, lo que para algunos constituye una actuación en la Transferencia. Antes de que comience una sesión, el psicoanalista sabe que va a escuchar a las personas, los lugares y los acontecimientos descritos como representaciones de la experiencia del analizando sobre el psicoanalista en el aquí y ahora. La tarea del analista consiste en interpretarle esto al analizando, lo antes posible, ya que una demora podría parecerle al analizando un acto de complicidad: es decir, el analista tiene demasiado miedo a interpretar, está demasiado deprimido como para decir nada, tal vez está demasiado emocionado para interpretar y desear más de lo mismo, etc.

Hay muchas características preocupantes de este prejuicio, sobre todo, tal vez, el hecho de que esta forma de escuchar constituya una idea de referencia. Todos los psicoanalistas son sin duda conscientes de que, en teoría, cualquier persona puede construir un sistema para escuchar basándose en un hecho selectivo.

Es preocupante que este sistema paranoico de escuchar haya llevado al analista a ver al analizando como si siempre estuviera tratando de conseguir algo más sobre él, incluso cuando el analizando está cooperando. En el extremo—algo que sucede con cierta frecuencia—los analistas que han adoptado esta práctica se vuelven preocupantemente autoritarios y le declaran los verdaderos significados ocultos al analizando que, si se resiste a tales verdades impuestas, se ve entonces atrapado en un círculo vicioso en el que se ve sometido a acusaciones de estar tratando de destruir el análisis.

¿Cómo y de qué manera ha afectado este prejuicio al Par freudiano? En primer lugar, el analizando percibirá de manera inconsciente que el psicoanalista no escucha con la mente abierta. La naturaleza predecible y redundante de esta forma de escuchar anula el deseo de comunicar y anuncia en el psicoanalista una falta de capacidad de *ser inconsciente* y, por lo tanto, ser capaz de recibir las comunicaciones inconscientes del otro.

En segundo lugar, el analizando comprende poco a poco que el analista busca significados en torno a la presunta relación del analizando con el psicoanalista: es decir, hay algo que asume la prioridad en la jerarquía del significado. Recordemos por un momento la sabiduría de Freud en su definición de la forma en que el psicoanalista escucha: que es la idea menos relevante la que él cree que conlleva el significado más importante. Los intérpretes aquí y ahora privilegian así la comunicación de la Transferencia de que todos los demás significados inconscientes residentes en las comunicaciones del paciente sean eliminados.

En tercer lugar, cuando el psicoanalista interpreta de manera inmediata en la Transferencia, está cerrando el flujo del pensamiento esencial al proceso de asociación libre. No se puede establecer ninguna cadena de significado, ya que esta se niega, en primer lugar, por la interpretación persistente del analista. Los psicoanalistas formados genuina y sinceramente en esta tradición no creen en la asociación libre. No han tenido experiencia de ello a partir de sus analizandos, ya que han adoptado una técnica que lo niega sistemáticamente. Sus análisis se vuelven, entonces, profecías de autocumplimiento. Armados con la opinión de que las comunicaciones del analizando deben ser referencias ocultas al yo del analista, establecen repetidamente dichos vínculos. El efecto potencialmente alienante que tiene esto en el paciente, como es lógico, evocará con frecuencia una transferencia negativa, con lo que se condena a que el análisis se convierta en una realización de lo que André Green llama el "trabajo de lo negativo".

Es interesante que los psicoanalistas que hablan de sus casos de forma individual tengan una oportunidad mucho mejor de recuperar el contacto con su herencia freudiana, o, si no han recibido formación desde este enfoque, que aprendan cómo hacerlo. Los analistas en grupos son una cuestión diferente, pues casi siempre que se trabaja sobre una presentación, algún miembro de un grupo dirá: "¿Pero qué pasa con la Transferencia?", y listo, los procesos de pensamiento del grupo se evaporan, su capacidad de reflexionar sobre el material en ese estado de ensoñación que Bion describe con tanta elocuencia se cierran. Esta interrupción del pensamiento libre por parte de la Transferencia es tan perjudicial que el grupo ya no puede recuperar su mente analítica.

Dicho de otro modo, irónicamente, se puede ver *en el aquí y ahora* cómo esta forma de pensamiento destruye el ensueño de un grupo, cómo la imperiosa interpretación de la Transferencia interrumpe la reflexión psicoanalítica.

III

El psicoanálisis es una iniciativa solitaria y, aunque la vida inconsciente es no material y está oculta en la noche del inconsciente descriptivo, los psicoanalistas decidieron en algún momento de la historia presentar su trabajo a otros en la impopularmente conocida conferencia de casos. Cuando antes había habido sólo una mente analítica presente para escuchar al paciente, ahora podría haber cuatro, cinco u ocho. La práctica psicoanalítica, por lo tanto, se vio, en parte, determinada por la visión del grupo. Fue este desarrollo más que cualquier otro el responsable, en mi opinión, del nacimiento, crecimiento y difusión de un delirio. "¿Qué pasa con la transferencia?" Llegó a ser una pregunta tan predecible para cualquiera que hiciera una presentación a los demás, ya sea en una situación formativa o a grupos de compañeros de profesión, que los presentadores sabían que aparecería, y con el tiempo los analistas comenzaron a hacer estas interpretaciones sólo con el fin de poder defender su trabajo en mitad del grupo.

Quiero decir, ¿quién querría parecer imbécil? Y así es como apareció en la Escuela Británica si, cuando se preguntaba acerca de lo que estaba sucediendo en la Transferencia, el psicoanalista no tenía una respuesta. ¿En qué parte de la sesión había demostrado el analista qué sabía sobre la Transferencia aquí y ahora? ¿En qué parte de la sesión había interpretado realmente el analista en la Transferencia? Se convirtió en sólo una manera de demostrar la propia credibilidad analítica en semejante entorno y se hacía para sumarse al movimiento y demostrar ante los propios compañeros de profesión que uno podía hacer esto tan bien como los demás.

Aquí los psicoanalistas en grupos estaban haciéndose entre sí lo mismo que ellos les hacían a sus pacientes. Los analistas que hacían la presentación sabían que sus compañeros no iban a escuchar la sesión con la mente abierta, sino que se centrarían automáticamente en la Transferencia. Aunque de vez en cuando podrían plantearse otros temas y otras cuestiones mencionadas, lo esencial de la presentación radicaba en cómo hablaba el analizando sobre el analista en el material, y en lo que el analizando le estaba haciendo al analista a través de lo que decía. Antes de que pasara mucho tiempo, los facultativos clínicos que pasaban consulta ya no aportaban material que fuera "abierto", sino que traían sesiones destinadas a demostrar que participaban en la forma de pensar de su grupo. Esta forma de pensar era propia de mentes cerradas, e igualmente las sesiones demostraron que las mentes estaban cerradas.

El pensamiento ilusorio prospera en ambientes de persecución y se extiende con gran éxito en los grupos y a través de los mismos. Al paciente solitario e iluso que se encuentra en un hospital y piensa que el pinchadiscos de la radio está hablando con él, no le irá tan bien a menos que otros cinco o seis pacientes empiecen a tener la misma idea y luego la idea se extienda y puede ser difícil de contener. Si diez o veinte personas comparten el mismo delirio, a continuación, se establece el inicio de un sistema de creencias ilusorias que puede durar miles de años.

Una de las funciones del pensamiento ilusorio consiste en simplificar la complejidad. Ser psicoanalista supone, sin duda, ocupar un lugar tal vez más complejo que cualquier otra relación humana. Debo decir a favor de Freud, que él nunca organizó sus numerosas visiones de la vida mental y las relaciones humanas en un único sistema de pensamiento. Él sabía, y así lo transmitió, que su sujeto se encontraba simplemente demasiado sobredeterminado por dicha organización sistemática.

¿Por qué tantos psicoanalistas optarían por una forma extrema de interpretación de la Transferencia en la que la vida mental se redujera a simples términos de referencia? No es difícil ver que una de las razones sería que esto rescata al psicoanalista de la carga de implicarse en una relación que le queda demasiado lejos de la conciencia.

En la Escuela Británica, "¿Qué pasa con la Transferencia?" se convirtió en un acto de habla: "¡deja de pensar en cualquier otra cosa!" Fue una búsqueda destinada a resolver la ansiedad: "¿Cómo puedo sentirme útil en un lugar como éste?"

Se hizo así sin pensar. Un mantra—¿Qué pasa con la transferencia?— ocupó las mentes de estos analistas y los libró de cualquier contacto significativo con la densidad de la vida inconsciente del analizando.

IV

La pregunta de Dora indica la tarea imposible a la que se enfrenta el psicoanalista que cree que debe saber lo que está sucediendo en el aquí y ahora de las comunicaciones inconscientes. La opinión de que Freud no había entendido la Transferencia, o la contratransferencia posteriormente, conduce a la idea de que, al comprender la transferencia y la contratransferencia, los psicoanalistas estaban entendiendo a sus pacientes. Estos términos se sobrecargaron de significado para los psicoanalistas y anunciar que se estaban ocupando de la transferencia y la contratransferencia se convertía en *signos* de que se había comprendido el inconsciente.

He marginado a la Transferencia con el fin de convertirla en una sola cuestión. Las numerosas y diversas interpretaciones de los tipos de Transferencia que hay en un análisis siguen siendo una *parte* importante de la imagen total de lo que sucede en cualquier psicoanálisis. Resulta más que irónico que los fanáticos de la transferencia aquí y ahora también desnudaran a la Transferencia de sus multicolores y diversas complejidades.

Sería un error considerar que las opiniones expresadas en este ensayo vienen a desestimar el importante valor comunicativo de los numerosos tipos de Transferencia. Mi objetivo ha sido limitado: en primer lugar, he tratado de indicar cómo y por qué el resaltar demasiado la interpretación de la transferencia aquí y ahora se ha convertido en una forma de resistencia a la transferencia del modo en que la concibió Freud inicialmente. En segundo lugar, he presentado un tipo de alarma, que apunta a una dolencia que se da en estos momentos dentro del propio psicoanálisis, una forma de paranoia perpetuada por un proceso ilusorio de grupo que ha transformado un hecho seleccionado en una verdad total.

BIBLIOGRAFÍA

Austin, J. L. (1962). *How To Do Things With Words*. Oxford: Oxford University Press.

Blackburn, S. (1999). *Think: A Compelling Introduction to Philosophy*. Oxford: Oxford University Press.

Bollas, C. (1979). The transformational object. *The International Journal of Psychoanalysis, 60*: 97–107.

Bollas, C. (1987). *The Shadow of the Object*. London: Free Association.

Bollas, C. (1989). *Forces of Destiny*. London: Free Association.

Bollas, C. (1992). *Being a Character*. London: Routledge.

Bollas, C. (1992). The fascist state of mind. En: *Being a Character* (pp. 193–217). London: Routledge.

Bollas, C. (1995). *Cracking Up*. London: Routledge.

Bollas, C. (1999). *The Mystery of Things*. London: Routledge.

Bollas, C. (2001). Quitter le courant: de la défaite de la psychanalyse freudienne. *Revue française de psychanalyse* (edición especial): 231–242.

Bollas, C. (2002). *Free Association*. London: Icon.

Bollas, C. (2006). De l'interprétation de transfert comme résistance à l'association libre. En: A. Green (Ed), *Les Voies nouvelles de la thérapeutique psychanalytique. Le dedans et le dehors*. París: Presses Universitaires de France.

Brenner, C. (1982). *The Mind in Conflict*. New York: International Universities Press.

Eigen, M. (2004). *The Electrified Tightrope*. London: Karnac.

Freud, S. (1895d). *Studies on Hysteria*. S.E., 11. London: Hogarth.

Freud, S. (1900a). *The Interpretation of Dreams*. S.E., 45. London: Hogarth.

Freud, S. (1905e). Fragment of an analysis of a case of hysteria. S.E., 7. London: Hogarth.

Freud, S. (1909d). *Notes Upon a Case of Obsessional Neurosis*. S.E., 10: 152–257. London: Hogarth.

Freud, S. (1912b). The dynamics of transference. S.E., 12. London: Hogarth.

Freud, S. (1912e). Recommendations to physicians practising psychoanalysis. S.E., 12. London: Hogarth.

Freud, S. (1913c). On beginning the treatment. S.E., 12. London: Hogarth.

Freud, S. (1915e). The unconscious. S.E., 14. London: Hogarth.

Freud, S. (1923a). Two encyclopaedia articles. S.E., 18. London: Hogarth.

Freud, S. (1923b). *The Ego and the Id*. S.E., 19. London: Hogarth.

Freud, S. (1933a). *New Introductory Lectures*. S.E., 22. London: Hogarth.

Phillips, A. (2002). *Equals*. London: Faber & Faber.

Pontalis, J. -B. (1981). *Frontiers in Psychoanalysis*. London: Hogarth.

Ryle, G. (1949). *The Concept of Mind*. Chicago, Ill: University of Chicago Press.

Schachtel, E. G. (1984). *Metamorphosis: on the Development of Affect, Perception, Attention, and Memory*. New York: Da Capo Press.